歯医者が通う歯科医が教える！

健康長寿の人が毎日やっている
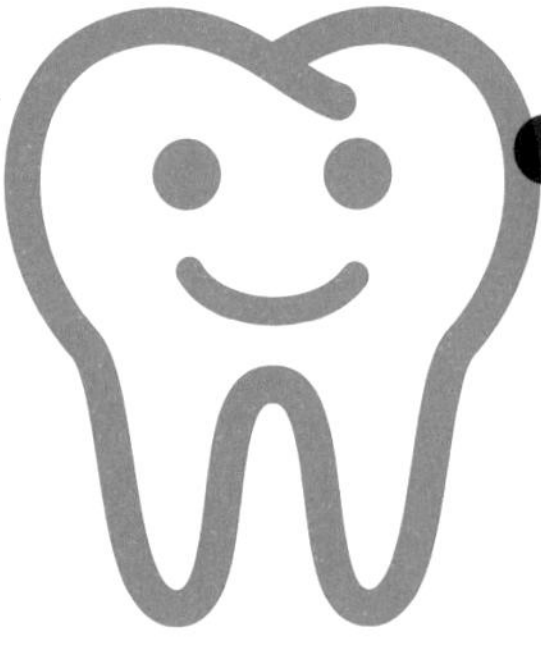
歯
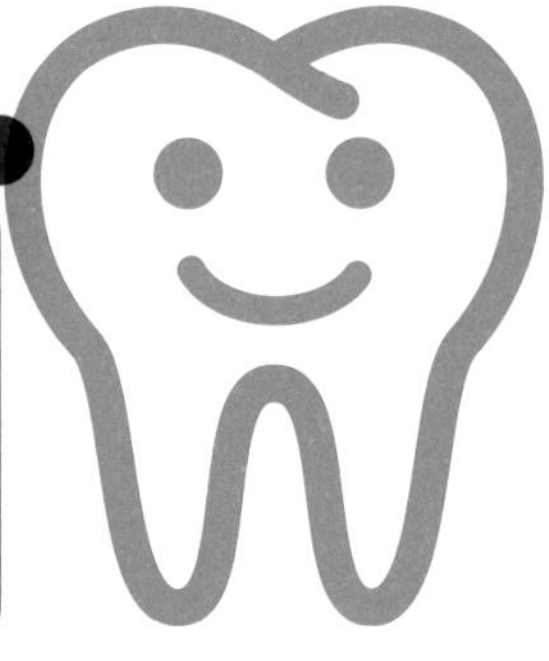
にいいこと

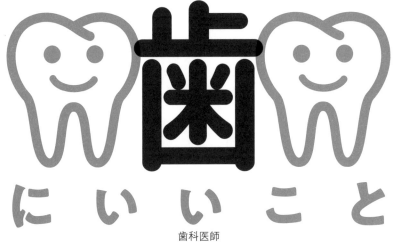

歯科医師
秋本昌弘

自由国民社

はじめに

日本全国には、現在約6万9000もの歯科医院があると言われています。

これはコンビニエンスストアのおよそ1・3倍もの数にあたります。それだけ多くの歯科医院が日本全国に存在しているのです。

しかし、どれだけの人が歯科医院を身近に感じているでしょうか。そして、どれくらいの人が、自分に合った歯科医院を見つけられているでしょうか。

歯科医院は、コンビニよりも選択の余地があるのにも関わらず、信頼できる歯科医院に通い続けているという方は、ほとんどいないと思います。

事実、私のクリニックに来る患者さんの多くは、これまで何か所もの歯科医院にかかり、何年も治療を繰り返してきたのにトラブルを抱えている方々です。それも、定期的に検診を受けたり、異変を感じたりするたびに歯科医院にかかっていたというのにです。

虫歯を治療しても、また虫歯になってしまったり、歯の神経や、歯そのものを軽々しく「抜きましょう」と提案されたり、それらの治療についてきちんとした説明もされず、患者さんの意向を聞くことなく施術されてしまうこともあったと聞きます。

そういった経緯を患者さんから伺うと、「あと10年早く診させていただいていたら……」と、歯科医としてやるせない気持ちになることが何度もありました。

この本は、そうした患者さんを一人でもなくすため、そして、人生100年時代と言われる今だからこそ、**お口の健康にも目を向け、歯の寿命にも留意することが、本当の意味での健康寿命を高めることにつながる**と思い、執筆いたしました。

第1章では、多くの病気は「歯」が原因になりうるということをお伝えしています。なぜなら、人間の健康は口から入ったもので作られる……つまり、体の入り口である口腔内に入ったものが原因で、健康が損なわれている可能性が高いのです。

続く第2章では、歯に関する正しい知識を中心に紹介し、第3章では、歯科医学の中でも難しい分野とされている「噛み合わせ」について、丁寧に、わかりやすく解説しています。特に第5章で記した1分でできる「噛むだけ健康法」では、たった1分でできる歯のエクササイズを紹介しており、健康な歯の持ち主になり、確実に健康寿命を延ばしていく方法を記しています。

他にも、歯の痛みの原因を知る方法や、一生涯、付き合える歯科医や歯科医院とはどのようなものか、好ましい付き合い方や利用の仕方といったことも、本書を読むことにより得られるでしょう。

私は、「**知は力なり**」という言葉がとても好きです。この言葉は、16世紀から17世紀にかけて活躍した、イングランドの哲学者であるフランシス・ベーコンの主張に基づいた格言です。ダイエットでも何でもそうですが、正しい知識なく、ただやみくもに努力しても結果は得られません。それは、歯の健康も同じです。

今はインターネットで欲しい情報がいつでも拾えますし、歯科に関しても、かなりの情報が散見されるようになりました。歯に関心を抱いていただける、歯科医としてそれ自体はとても好ましいことですが、中には情報が多すぎるゆえ、かえって何を信頼したらいいのかわからなくなっている方や、出ている情報を真に受け信じて実践していても、それが科学的知見では間違っていることから、かえって悪い状況になってしまっている方もいます。

たとえそうした情報に左右されていない人でも、「虫歯」や「歯周病」といった誰もが耳なじみのある症状に対し、どれだけの人が正しい知識を備えているでしょうか。「歯周病」が悪化することで、歯を失ったり、メタボリックシンドロームを引き起こしたりする可能性があることも、学校では教えてもらえません。

良からぬ症状として現れるまでにはさまざまな要因や過程があるわけですが、正しい知識や情報を手にしていれば、トラブルは事前に防ぐことができますし、無駄な時間とお金を使わずに健康体を維持できるのです。

また、ここに来て増えているのが、「噛み合わせ」の乱れが一因と思われる肩こり、頭痛やめまいといった症状です。新型コロナウイルス感染症の影響から、多くの会社でテレワークが推奨されるようになりましたが、毎日長時間PCのモニターを見続けることで体が緊張し、軽度の噛み締めが起こりやすくなります。それにより噛み合わせに問題があるけれども今までは無症状だった方に様々な症状が起きているといったケースが、診療をしていて多くなっているように感じます。

実際、噛み合わせの狂いは、わずか数十分の1ミリで影響が全身に出始めます。今は大丈夫でも、長年の蓄積から、晩年、辛い症状として現れることだってありうるのです。

このように、**正しい知識を得、口腔内の健康を維持させることで、あなたの健康寿命は劇的に変化するでしょう**。

若い方はもちろん、働き盛りの30代、40代の方には早い段階で歯の健康に留意していただきたいですし、50代、60代と歯のトラブルが増えてくる年代においても、歯を失うことなく、充実した老後の準備に備えていただきたいと私は考えます。

何より、長年、家族のため、社会のために貢献してきてくださった諸先輩方には、これまで一生懸命働いた分、美味しいものを美味しく召し上がり、健康に、笑顔で余生を味わっていただきたい。私はそう願ってやみません。

歯の専門家としてこの本に正しい知識を記すこと、健康な歯と体、ひいては健やかな心で、この人生１００年時代を謳歌する人を、一人でも増やすこと。それこそが私の歯科医としての使命だと思っています。

もともと私は虫歯が多い子供で、歯科医院にはよく通い、何度もつらい思いをしていました。医師家系でもなかったため、医学を志すという道はまったく考えておりませんでしたが、たまたま高校生の時に通っていた歯科医院の院長からお声がけいただき、歯科医を目指すことになりました。

大学卒業後は、恩師の元を含めて、勤務医として12年間、延べ８５０００人の患者さんを診てきました。時には日に40人、50人と診察することもあり、技術も知識も向上しましたが、流れ作業のような診療の日々に、「果たしてこの治療が患者さんのためになっているのだろうか。今の自分は、自分を歯科医の道に導いてくださった恩師に胸を張って『歯科医としての仕事を全うしています』と言えるのだろうか？」などと自問するようになりました。

そして、「もっと深く一人の患者さんと向き合い、患者さんの家族のように寄り添い、心の問題にも向き合っていきたい……」そう思い至ったことが、開業を決めたきっかけです。

そして遂に、その思いを実現したアキモト・プライベート・デンタルオフィスを2016年に開院。当医院では、1日に診る患者さんを4名に限定し、完全オーダーメイドの治療を行っています。

そしてこれまでの流れ作業的な診療では実現できなかった、「根本的な治療を目指す徹底した検査」、「患者さんごとに最適化した治療プラン」、「安心・安全を目指す最先端の治療と設備」、「不安や疑問の残らない丁寧な説明」といった患者さんの立場に寄り添った診療を可能とする歯科医院を目指して日々精進しております。

お陰様で、連日、たくさんのお問い合わせがあると同時に、一生涯、自分の歯で食事をしたいと望む方、他の歯科医院ではなかなかよくならなかった症状を改善したいという方が数多く訪れてくださいます。

何より嬉しいのは、8割、9割の患者さんが、治療後も定期検診で通い続けてくださっていることです。私は当院を通して、患者さんの歯を一生涯にわたりケアし、お付き合いできる、これまでにない歯科医院を目指して精進していきたいと考えています。

どんな分野でもそうですが、歯科の世界も日進月歩です。常に勉強を欠かすことはできません。ここ数年は新型コロナウイルス感染症の影響で海外への渡航は叶いませんでしたが、例年は国内外の学会や研修に年間約60日ほど参加しています。税理士さんには「研修費用だけで年間500万円近くもかけて、先生は本当に勉強熱心ですね」と毎年のように言われますが、最新の知識を得て、技術を向上させるための必要不可欠な時間とお金ですので、惜しいどころか今後もどんどん積極的に参加していきたいと思います。

あわせて、昨年からは同業者である歯科医師や歯科衛生士が集う勉強会を発足し、僭越ながら自身の経験をお話しさせていただいたり、より良い歯科医師人生を送るための勉強会なども行っています。

それらの活動も、回りまわって患者さんのため、ひいては自身の成長にもつながるものだと感じています。

本書を読むことで、「**お口の健康こそが全身の健康と豊かな人生につながる**」ということが皆様にも伝わりますよう、心から願い、私からのはじめの言葉とさせていただきます。

※この書籍は多くの方に理解していただけるよう、なるべく専門的な言葉を使用せず、分かりやすい言葉や説明にしております。そのため、一部正確性に欠ける表現があります。あらかじめご理解・ご了承ください。

目次

第2章　誰も教えてくれない！ 健康寿命が10年延びる「歯の知識」

第3章　人間の健康は「噛み合わせ」と「噛み方」が9割

第4章　歯の痛みの原因を知れば人生が何倍も充実する

第5章　1分でできる「噛むだけ健康法」

第6章　健康寿命が延びる！　歯医者との付き合い方

第7章　100歳まで虫歯にならない毎日のケア

第1章

すべての病気は「歯」が原因だった！

人間の健康は口から入ったものでつくられる

「歯を大切にしなさい」

幼い頃、そう言われたことがある方は多いのではないでしょうか。

では、なぜ歯を大切にしなければならないのか。歯の役割や仕組みについてきちんと教わったことがある人は、実はとても少ないような気がします。

私も歯科医になり約20年ほど経ちますが、患者さんの中には、驚くほど健康についての知識をお持ちであるのにも関わらず、「口の中のことについてはよく知らない」とおっしゃる方がいます。

この患者さんのような、健康意識が高い人であっても、「口腔内は健康とは関係ない」と思い込んでいる方が意外に多いのです。

しかし、本当にそうでしょうか？

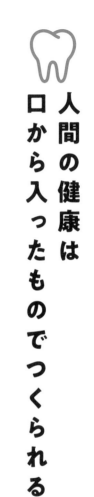

食べ物は、口から入ります。

食べ物から栄養を摂取するために口から体内に取り入れ、そして体内で消化、吸収されなかったものが肛門から排泄されます。口とは、体にとっての玄関なのです。

では、もし友人宅にお邪魔する際、玄関がものすごく汚れていて悪臭がしたらどう思うでしょうか。「きっと部屋の中も汚いのではないか……」と、上がるのを躊躇しませんか？

あるいは、お子さんが外で遊び、汚れたままの手足で玄関に入り部屋に上がろうものなら、「ちゃんと洗ってから家に上がりなさい！」と叱るはずです。

口は玄関と同じと考えると、清潔を保ちたいという思いが強くなるのではないでしょうか。

ここで1つ、質問です。

口と肛門、菌が多いのはどちらだと思いますか？

「排便する肛門の方が菌は多い！」と考える方が多いかもしれませんが、**口と肛門の菌の数をかぞえると、圧倒的に口の中の方が菌は多い**と言われています。丁寧な歯磨きをし、口の中をいつも清潔にしている人でさえ、1000〜2000億個もの菌が口腔内には生息しているのです。もちろん、口と肛門では生息する菌の種類が異なるため、「だから口は肛門より汚い」というわけではありませんが、菌の数で言うと、肛門より口腔内の方が遥かに多いというのは事実です。

また、私たち人間の身体には、約60兆の細胞があり、約3か月でその全てが入れ替わると言われています。この、古い細胞から新しい細胞に入れ替わることを〝新陳代謝〟と言うのですが、それら細胞は、全て口から入ったもので作られているのです。

このように、私たち人間は、良い菌、悪い菌ふくめ多くの菌と共存しているわけですが、近年、見直されているのが、**口腔内の菌が及ぼす全身への影響**です。先ほどもお話ししたように、すべての食べ物は人間の口から入るため、咀嚼した食べ物と一緒に口腔内の悪い菌が体内に侵入すれば、病気の原因になり得る可能性は十分考えられます。

みなさんが聞いたことのある心臓病や動脈硬化、糖尿病、うつ病、アルツハイマーといった病気も、実は口腔内の細菌によって引き起こされる可能性があることが報告されています。そう考えると、お口は「命の源」と言えるくらい、人間にとって大事な臓器の1つと言っても過言ではないでしょう。

それにも関わらず、先進国の中でも日本は、歯の健康意識が極めて低いというデータがあります。日本人の方が歯科医院に行く理由は、ほとんどが治療のため。予防や定期健診のために歯科医院を受診する人は全体の2割弱しかいません。けれど北欧や米国では、受診の9割が予防治療や定期健診です。諸外国は日本のような保険医療制度が存在せず治療費が高額なため、虫歯や歯周病にならないように、予防を目的として歯科医院を受診する慣習があるのは事実ですが、欧米諸国に比べると、歯の健康意識が高い日本人はとても少ないことがうかがえます。

だからこそ、私は本書の中で、お口の中の健康と全身の病気の関わりについてお伝えし、みなさんの健康に対する知識、そして意識の向上につながればと願い筆を執ることにしました。本書を通して、あなたやあなたの家族、そして大切な方々の健康な身体作りのお手伝いができれば幸いです。

寿命は延びても男性は9年、女性は12年寝たきりになる

病気に苦しむことなく元気に長生きし、最後は寝込むことなくコロリと死にたい……俗に言う「**ピンピンコロリ**」で天寿を全うしたいと望む人は多いですが、世界一の長寿国ことの現実は、寝たきりで長く生きる「ネンネンコロリ」です。

２０００年にＷＨＯ（世界保健機関）が健康寿命の重要性を提唱して以来、世界的にも寿命を延ばすだけでなく、いかに健康的に生活できる期間を延ばすかに関心が高まっています。けれど、日本の医療体制としては、依然として〝患者さんを長生きさせること〟に重きを置いているため、チューブをつないででも生かす延命治療が日常的に行われています。

結果、健康寿命と実際の寿命との隔たりが、男性であれば平均約9年、女性は約12年あるとされています。ざっと10年もの長い年月を要介護の状態、あるいは寝たきりで過ごすかと思うと、今から憂鬱な気持ちになりますね。これは諸外国と比べると倍以上長い期間

平均寿命と健康寿命

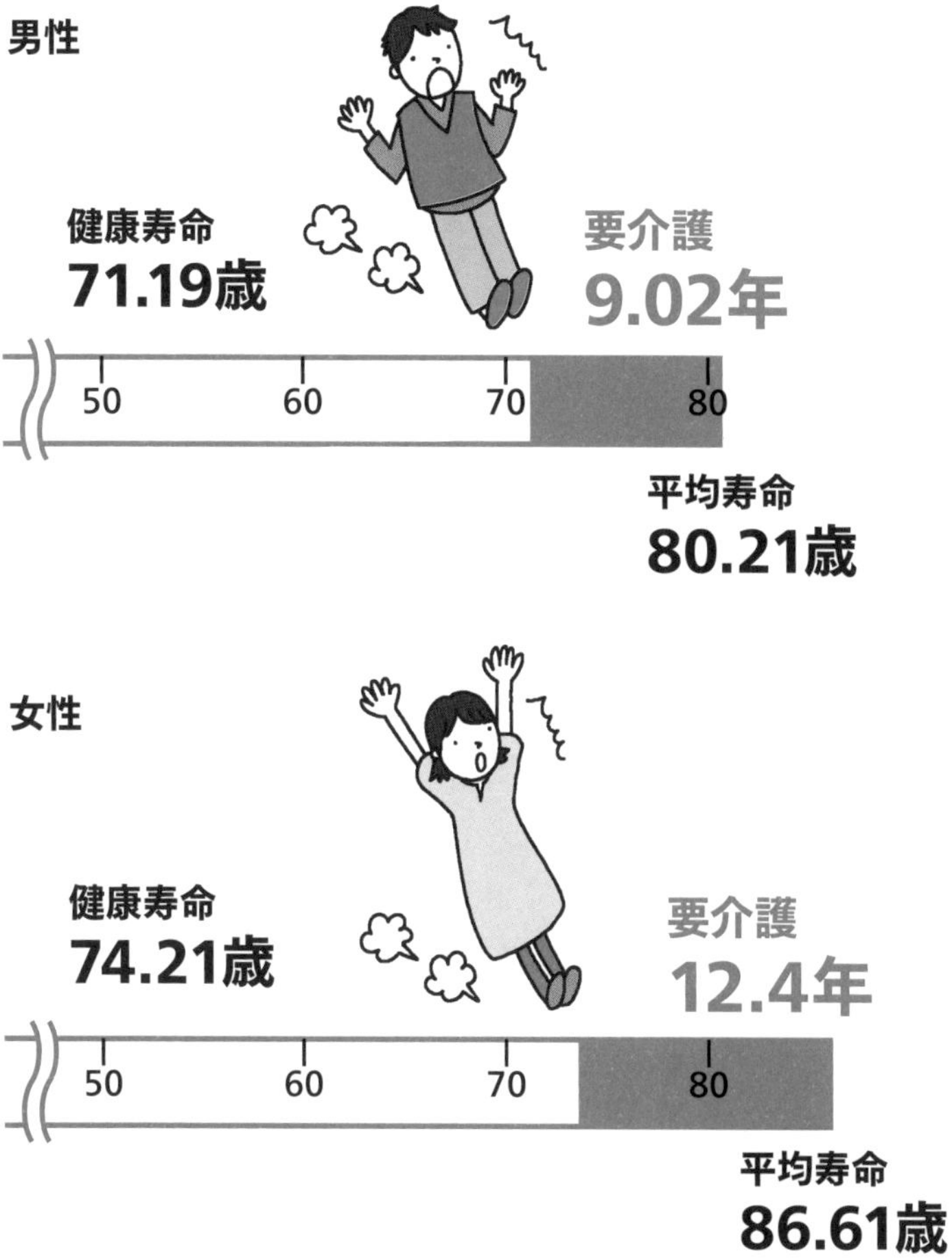
男性
健康寿命
71.19歳
要介護
9.02年
50
60
70
80
平均寿命
80.21歳
女性
健康寿命
74.21歳
要介護
12.4年
50
60
70
80
平均寿命
86.61歳

噛む力と健康寿命の関係

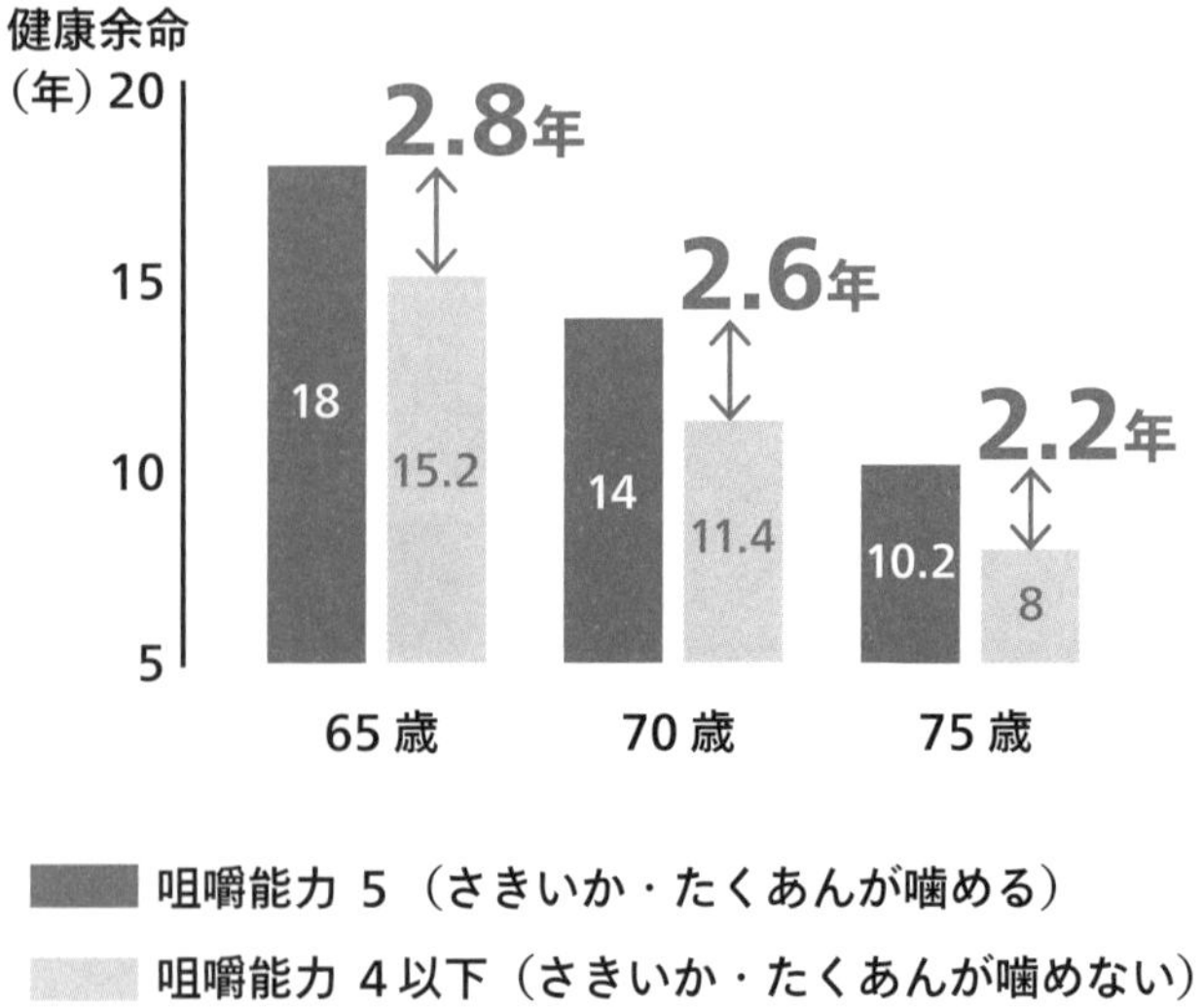

となり、果たしてこれが本当に良い老後なのか、疑問に思いませんか？

そうした中、見直されているのが、**健康寿命と口腔の関係**です。

日本大学が5、000人の高齢者を対象に行った調査（参考文献1）によると、**咀嚼《そしゃく》能力《のうりょく》**（顎、口腔系が食べ物を切断、破壊、粉砕し、唾液と混和を行いながら食塊を形成して、嚥下動作を開始するまでの一連の能力）**が高い人ほど健康寿命も長い**という統計結果が出ています。

どうして咀嚼能力と健康寿命が関係するのでしょうか。

それは歯を失ったりすることで咀嚼能力が低下し、咬合力《こうごうりょく》（噛む力）が衰えてしまうことに一因があります。

噛む力が衰えると、硬い食べ物を咀嚼することが難しくなり、よく噛まないまま飲み込むことによって消化不良を起こし、胃腸への負担も大きくなるのです。また、硬い食べ物を噛むことが億劫になれば、食事も噛みやすく軟らかい食べ物中心の生活に変わり、ますます筋力は衰えていくでしょう。そればかりか、食習慣が悪化することで栄養バランスが崩れ、身体の不調が見られるようになります。

もう1つ、口には食べる以外にも「話す」という重要な役割があります。健康なうちはおしゃべりを楽しむことができますが、前述のような身体の不調から引きこもりがちになり、家族や友人といった身近な人たちとの会話が減ると、会話を通じて得られる脳や心への刺激が減ることで、意欲の低下にもつながるケースがあります。

そもそも、咀嚼能力が高いということは、自分の歯が揃っていて、何でも不自由なく咬める状態であることを意味します。逆に、咀嚼能力が低いというのは、虫歯や歯周病などが要因で、歯が失われている可能性が高いことを示唆しています。

以上のことをふまえて、食べることも、話すこともままならないといった状態が長引けば、要介護状態になるのは時間の問題でしょう。そして今、要介護の中でも増加しているのが、**アルツハイマー型の認知症**になるケースです。

認知症というと、以前は老化の一症状として捉えられていましたが、今日では65歳以上の約10％が認知症患者とされ、認知症は若年でもなりうる立派な病気の1つとされています。

近年では、歯周病菌の毒素が脳細胞の神経伝達を妨げ認知症のリスクが増すといった論文も既に幾つか出ており（参考文献2）、研究も進められています。

咀嚼機能の低下が健康寿命の低下を促し、場合によってはアルツハイマーにも結びついている……。となれば、大元となる歯の健康維持に努めることが、健康寿命を延ばす秘訣です。

厚生労働省でも、2011年に国民の生活習慣の改善、そして健康寿命を延ばすことを目的とした推進プロジェクト『スマート・ライフ・プロジェクト』を掲げており、その中では歯と口腔ケアの重要性が盛り込まれています（参考文献3）。歯の健康意識が低いと言われる日本ではありますが、健康で長生きするためには歯が重要であることは、国をあげて見直されているのです。それに少しでも早い段階で気づけたあなたは、幸運と言えるでしょう。

メタボリックシンドロームも「歯」が引き起こす

あなたは『メタボリックシンドローム』や『メタボリックドミノ』という言葉を知っていますか？

メタボリックシンドロームとは、日本語に訳すと内臓脂肪症候群といい、内臓脂肪型肥満をきっかけに脂質異常、高血糖（糖尿病）、高血圧（高脂血症）のうちいずれか２つ以上をあわせもった状態のことをいいます。

問題は、メタボリックシンドロームが進行すると、ドミノ倒しのように高血圧や糖代謝異常などが起こり、次いで動脈硬化、虚血性心疾患や脳血管障害、最終的には心不全や脳卒中、腎不全など死に至るほどの重篤な疾患になりうる点にあります。これが、『**メタボリックドミノ**』と呼ばれる病態の連鎖です。メタボリックドミノは、慶応義塾大学の医師、伊藤裕先生がその概念を初めて世に示したことでも有名です（参考文献４）。

そもそもメタボリックシンドロームは、悪しき生活習慣から起こると言われています。過

メタボリックドミノ

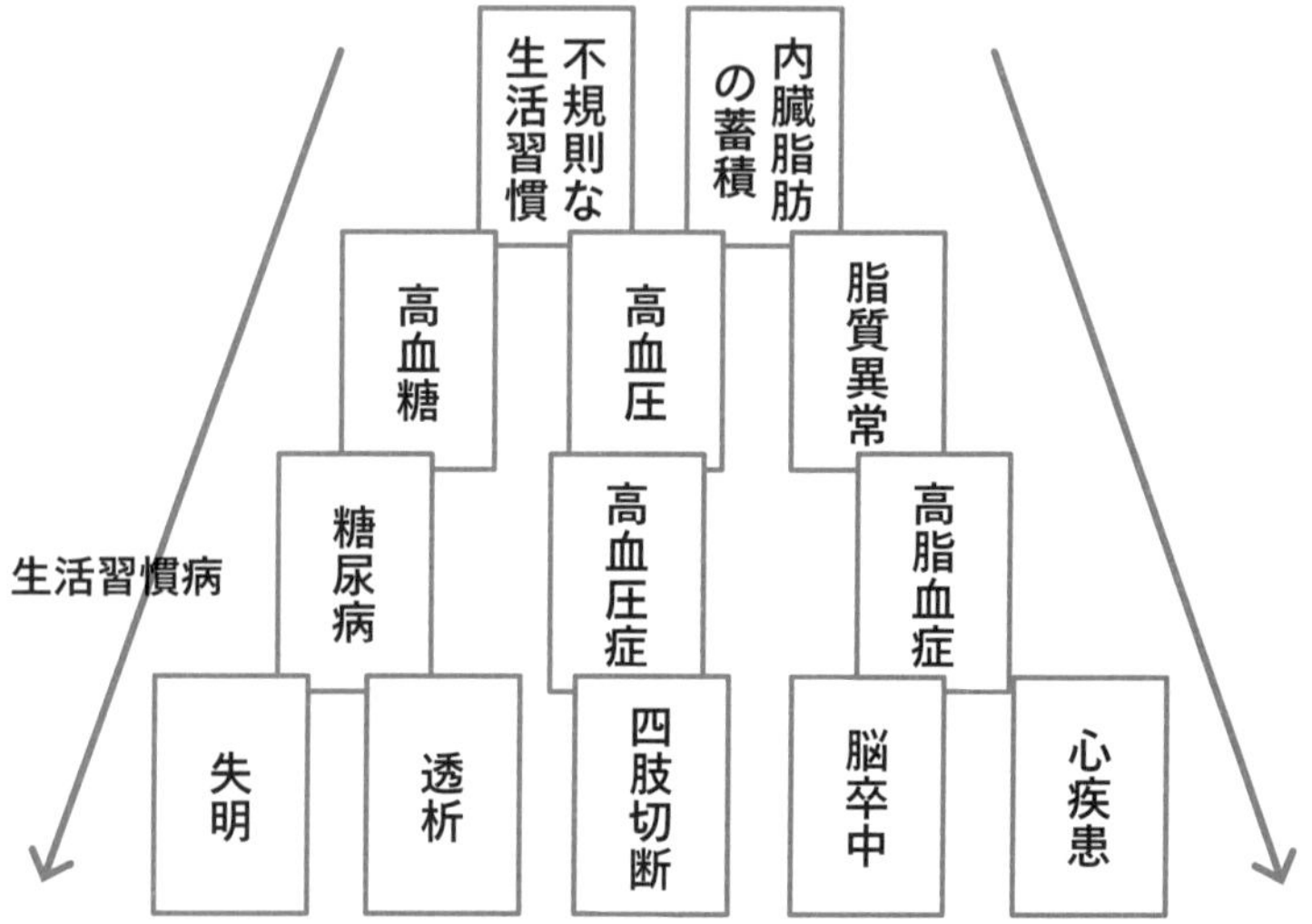

剰な脂肪や糖質の摂取、ビタミンやミネラルの不足、お酒の飲み過ぎなどの偏った食生活、運動不足、不規則な睡眠、喫煙などの習慣が主原因とされており、生活習慣の見直しがメタボリックシンドロームの改善に、ひいてはメタボリックドミノの進行を食い止めるとも言われているのです。

さて、このメタボリックシンドロームですが、実は歯とは切り離せない密接関係にあります。

例えば、メタボリックシンドロームの1つである肥満になりうる原因としてまず考えられるのは、〝**早食い**〟の習慣です。通常は、自分の歯でしっかり噛んでゆっくり食事をすることで、脳の満腹中枢が働き、食べ過ぎを防いでくれます。しかし、歯の痛みや噛み合わせの悪化により、硬い物が食べられなくなったり、柔らかい物ばかり食べてしまったりすると、よく噛まずに飲み込む早食い傾向になってしまうため、大量の食事を摂取し、肥満につながりやすくなるのです。

また、疫学調査によると、糖尿病（高血糖）や肥満の人は、歯周病のリスクが2・6倍高いとされており、**糖尿病と歯周病には相互関係がある**ことも明らかになりました（参考文献5）。

まずは、本書でも既に何度か出ている「歯周病」について、詳しく解説しましょう。

歯周病の発症は、歯周病原菌の感染によって起こります。口腔内には常時500〜700種類の細菌が存在していますが、歯と歯肉の境目（歯肉溝《しにくこう》）の清掃が行き届かないでいると、歯垢や歯石の蓄積と共に多くの細菌が停滞し、歯肉の辺縁が炎症して赤くなったり、腫れたりします。この段階では痛みもほとんどないため、放置してしまう人が多いのが現状です。しかし、歯周病が進行すると、歯周ポケットと呼ばれる歯と歯肉の境目が深くなり、歯を支える土台（歯槽骨《しそうこつ》）が溶けて歯が動くようになって、最後は抜歯をしなければいけなくなります。

日本人が歯を失う原因の約4割は、この歯周病であるとされています。また、成人の約8

割が歯周病にかかっていると言われており、厚生労働省の調査によると、40代で1本、50代で2〜3本、60代で5〜7本、70代で10本以上の歯を喪失しているとされているのです（次ページ図解参考）（参考文献6）。

歯周病にかかると、バイオフィルム（プラーク＝歯垢が歯の表面に層をなして堆積したぬるぬるした膜）内の歯周病菌が爆発的に増加して、虫歯や歯周病の悪化、口臭の原因になるのはもちろん、病原因子が体内に侵入して、血流と共に組織や臓器へと移動することが分かってきています。

ですから、歯周病を防ぐためには、**歯ブラシや歯間ブラシ、デンタルフロスなどを使って、毎日ていねいにプラークコントロールを行い、歯垢および歯石をためない**ことが重要です。加えて、「間食が多い」「よく噛まずに食べる」「柔らかいものを好んで食べる」「歯磨きをしないで寝てしまう」「喫煙」「ストレス」などの**歯周病を引き起こすリスクの高い生活習慣の改善**も肝要でしょう。

察しの良い方はもうお気づきかと思いますが、歯周病は生活習慣病として位置づけられており、生活習慣や食習慣、生活環境などの影響をよく受ける病気と言われています。そして歯周病が悪化すると、代表的な生活習慣病である糖尿病が悪化するという相互関係に

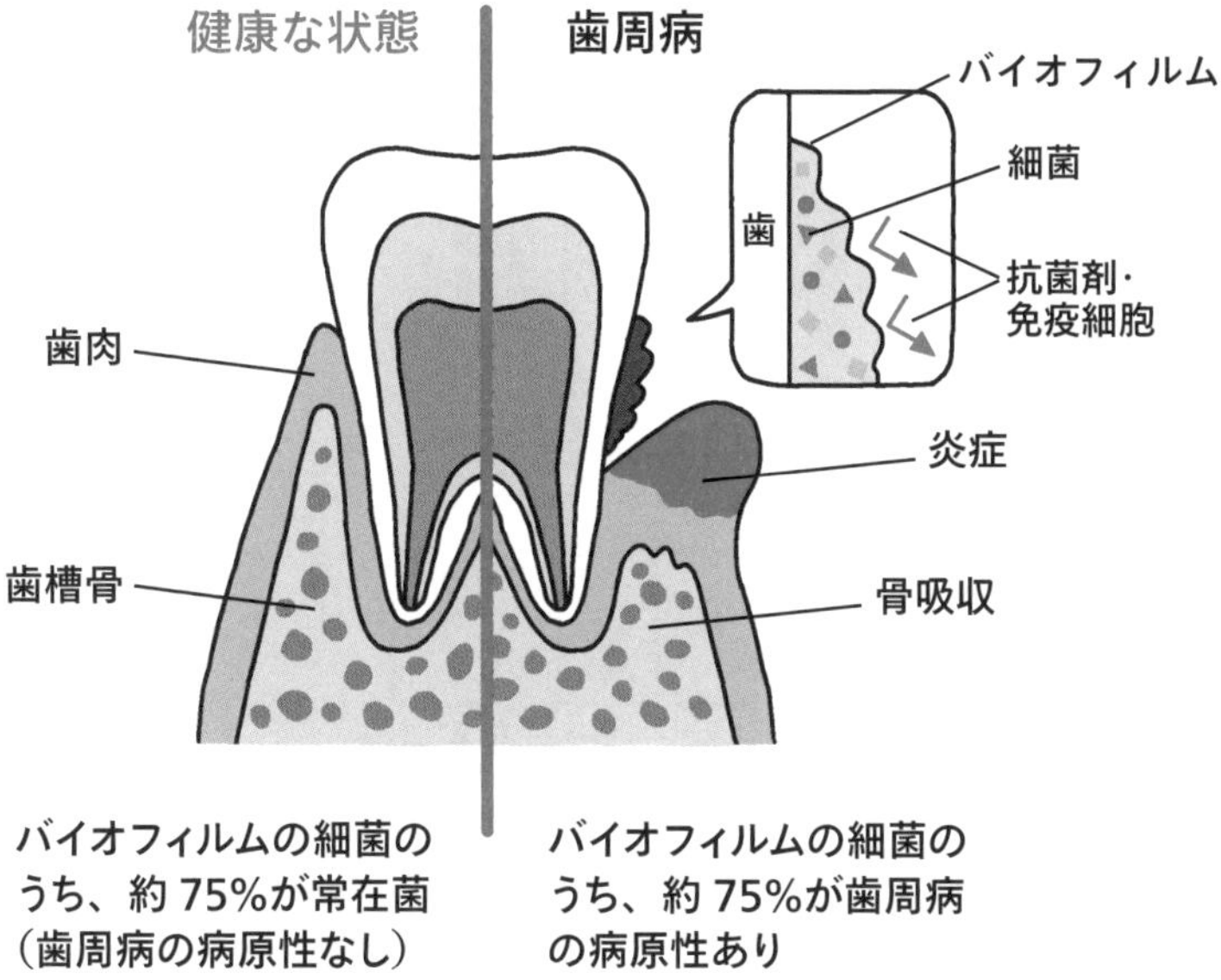
健康な状態
歯周病
バイオフィルム
細菌
歯
抗菌剤・
免疫細胞
歯肉
炎症
歯槽骨
骨吸収
バイオフィルムの細菌の
うち、約 75%が常在菌
（歯周病の病原性なし）
バイオフィルムの細菌の
うち、約 75%が歯周病
の病原性あり

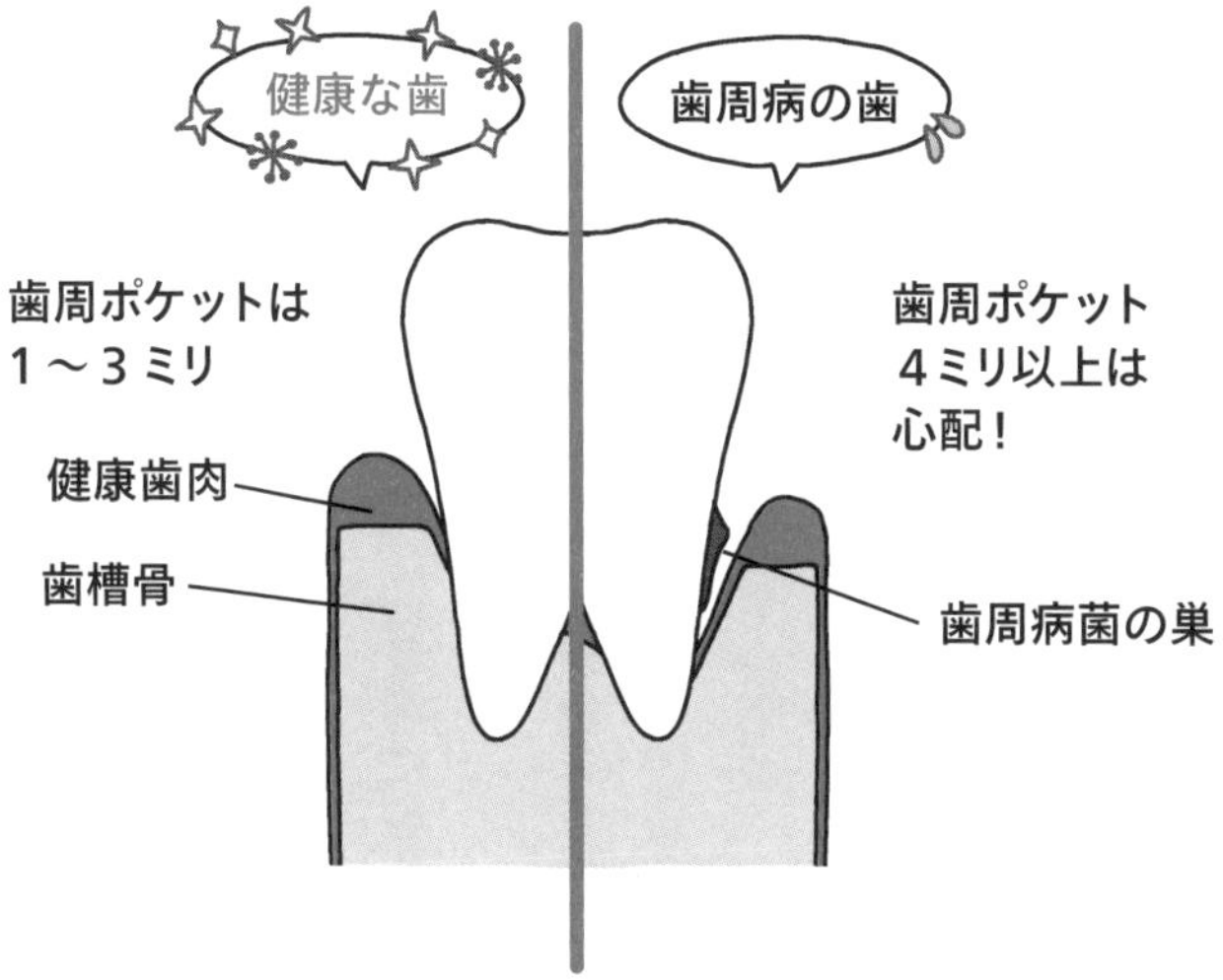
健康な歯
歯周病の歯
歯周ポケットは
1～3 ミリ
歯周ポケット
4ミリ以上は
心配！
健康歯肉
歯槽骨
歯周病菌の巣

虫歯・歯周病から始まるメタボリックドミノ

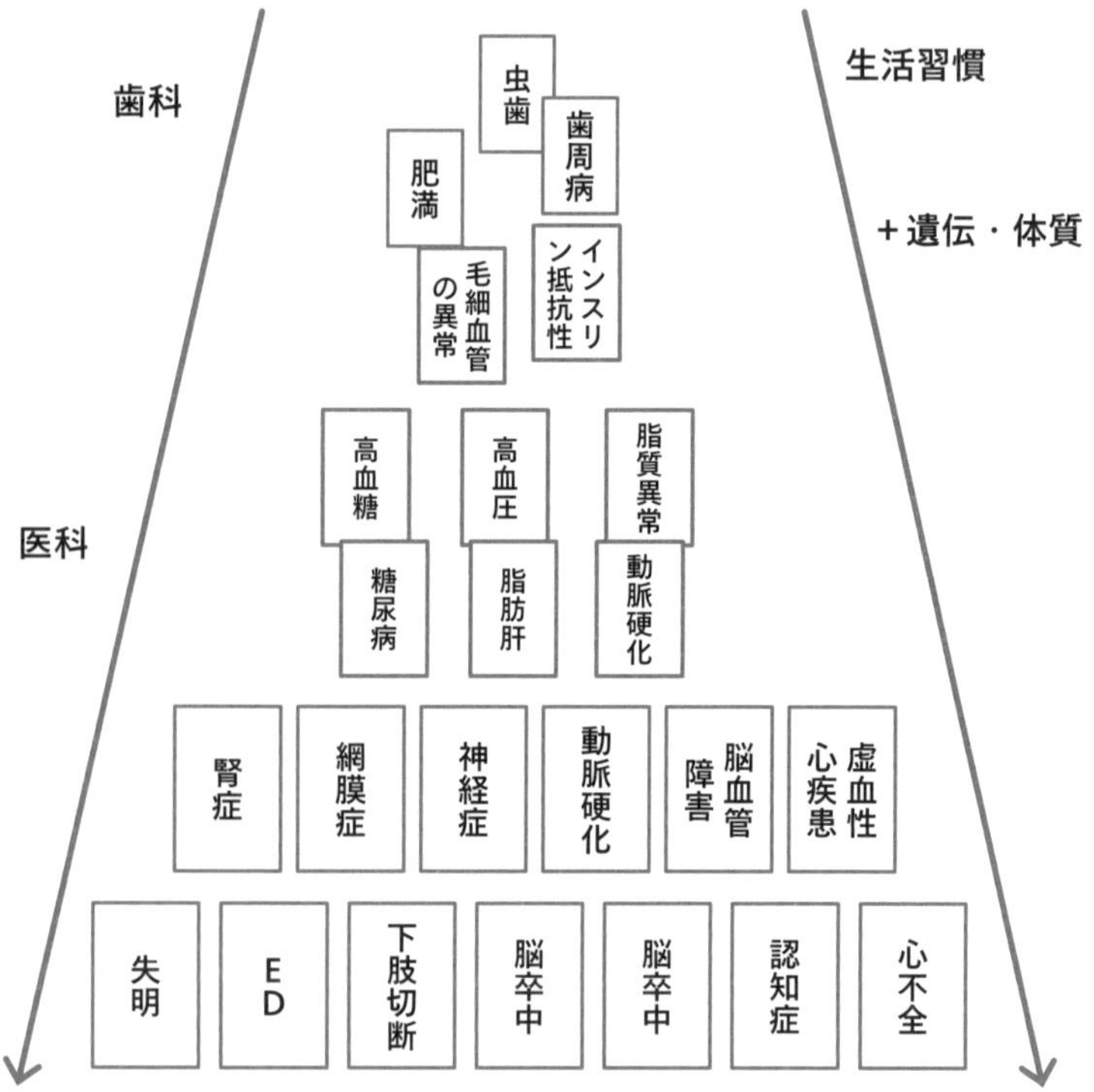

あることが分かっています。

では、歯周病と糖尿病は、どのように影響を与え合うのでしょうか。

歯周病が糖尿病に与える影響

歯周病菌が放出する炎症性サイトカイン（特定の細胞に情報伝達を行うたんぱく質で、炎症によって産生されるものを炎症性サイトカインと呼ぶ）がインスリンの働きを妨げ血糖値を上昇させてしまうことから、歯周病が糖尿病の治療を困難にしてしまいます。

歯周病と糖尿病の相互関連

歯周病がある人は、糖尿病の治療が困難になりやすい

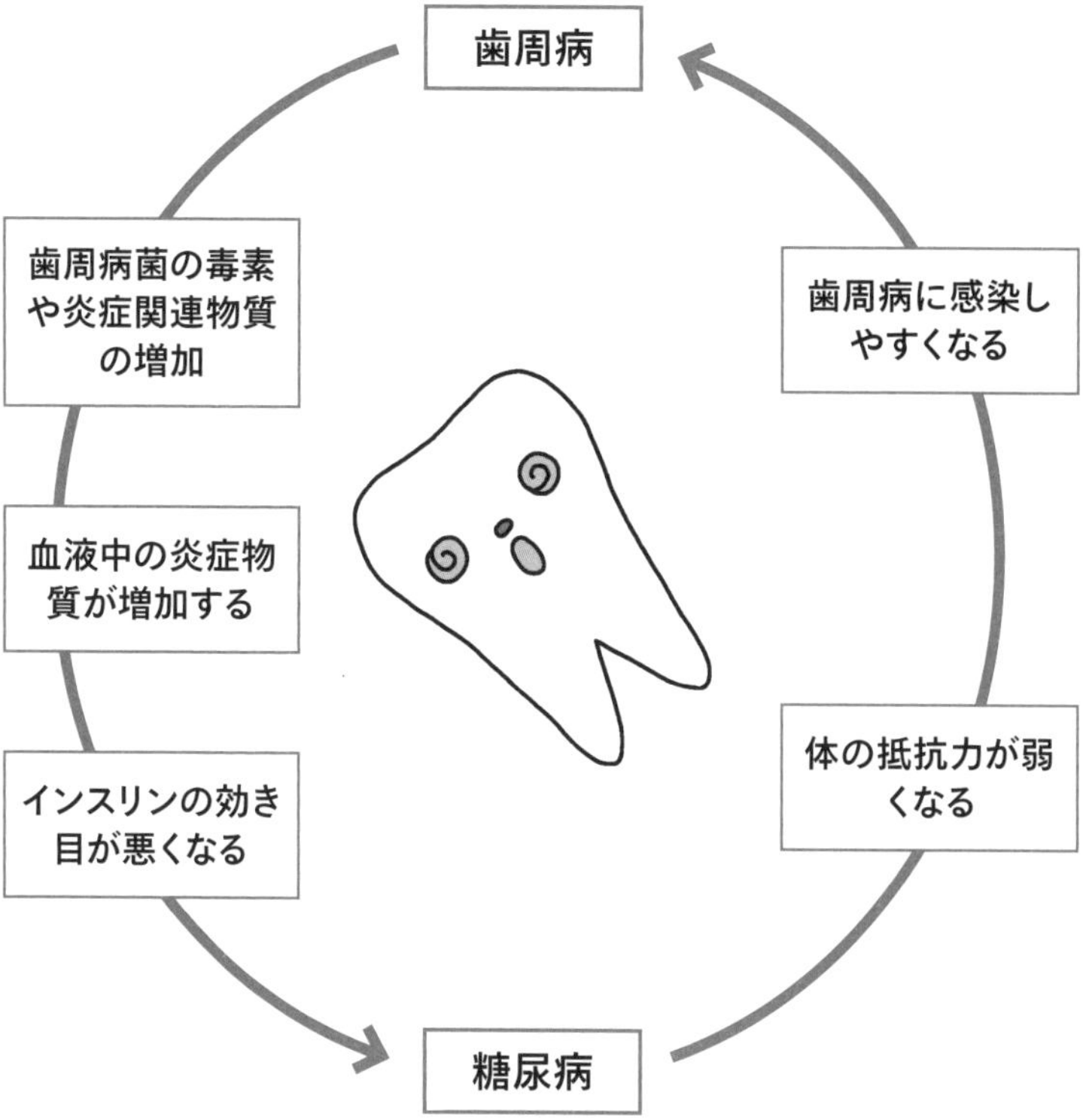

糖尿病がある人は、歯周病になりやすく重症化しやすい

糖尿病が歯周病に与える影響

糖尿病になると、細菌に対する抵抗力や組織の修復力が低下するのに加え、歯周病細菌自体が糖分を好み唾液中の糖によって増殖することから歯周病が悪化します。

このように、歯周病と糖尿病が相互関係にあることから、医療現場では、歯周病を合併している糖尿病患者に、歯周病治療を行うことで炎症性サイトカインを減らして血糖値を低下させるといった治療法も提案されています。

糖尿病専門医の西田亙先生は、ご自身に肥満・糖尿病予備軍・不整脈といった疾患がありましたが、歯科医院で歯周病を治してもらい健康体を取り戻したことでも有名です。その体験談が著書『糖尿病がイヤなら歯を磨きなさい』(幻冬舎)で語られているのですが、先生はその中で、「糖尿病になると食事制限や運動が改善につながるとされるが、その前に歯医者で歯石を取ってもらいなさい」と解説しています。これはまったく同感で、肥満や糖尿病、動脈硬化や心臓病を促進する主原因である歯周病を防ぎ、改善することが、健康体を保持する第一歩になるでしょう。

歯周病が血管を詰まらせ、動脈硬化の根源に

「人は血管とともに老いる」。

これは、アメリカの内科医ウイリアム・オスラー博士（１８４９～１９１９年）の言葉です。「血管の状態は、その人の肉体年齢を表す」という意味ですが、動脈硬化はまさに血管が老いることで、血管壁が厚く、硬くなることで起こります。

先述したメタボリックドミノの図解を見てもわかるように、動脈硬化は、進行すると脳梗塞、心筋梗塞といった血管に関する疾患や、高血圧、糖尿病とも相関関係にあります。ですから、動脈硬化のずっと上流にあるメタボリックシンドローム、ひいては歯周病の予防に努めることが、動脈硬化の改善にもつながりますし、もっと言えば、「血管が老いなければ動脈硬化は起きず、若々しく元気でいられる」ということです。

歯周病が動脈硬化に影響するメカニズムは、歯周病菌やその菌体成分などが直接、血管に障害を与える作用に加え、炎症の起きた歯周組織で作られる炎症性サイトカインが血流

を通じて心臓や血管に移動し、血管内皮細胞やアテローム性動脈硬化部分の免疫細胞を活性化させることで、心臓血管系の異常を引き起こすと考えられています。

動脈硬化の中でもほとんどの人がなっているとされるアテローム性動脈硬化症とは、コレステロールなどの脂質が動脈内膜におかゆ状に沈着した動脈硬化を意味し、これまで何例もアテローム性動脈硬化が起きている部分から歯周病菌が検出されたという結果が報告されています。

ちょっと専門的な話になり小難しくなってしまいましたが、**歯周病にかかっている人は、かかっていない人に比べて、動脈硬化を発症する危険性が高まる**と日本歯周病学会は警鐘を鳴らしています（参考文献7）。糖尿病同様、動脈硬化の発症を抑える上でも、歯周病の改善が重要だとされています。

心臓病を引き起こす「歯周病菌」の恐怖

日本人の死因、第1位は「悪性新生物（がん）」です。第2位は「心疾患」、第3位は「老衰」、第4位は「脳血管疾患」、第5位が「肺炎」です。（２０１９年厚生労働省人口動態統計月報年計より）過去、２０１６年までは「肺炎」が死因の第3位でしたが、２０１７年には「脳血管疾患」が第3位に、「老衰」が第4位となり、２０１８年に「老衰」と「脳血管疾患」の順位が逆転してこのようなランキングになっています。今後、高齢化はますます進行し、医療・医学等の水準が上がることを鑑みれば、「老衰」が、日本の３大死因の１つになっていくと考えられるでしょう。

ここでは、長年、不動の第2位である**心疾患と歯周病菌との関係**について解説します。

２０１９年に発表された韓国・梨花女子大学医学部の研究報告によると、１日３回以上歯磨きをする人は、そうでない人に比べて心疾患リスクが12％低下するとされております。

動脈硬化と同様、心疾患の場合も、歯周病菌が血管に入り込み、心臓に達して異常や致命的な問題を引き起こす可能性があると言われています。

事実、心臓弁膜症、感染性心内膜炎になった患者さんの心臓の弁に歯周病菌が付着していたという報告もありますし、歯周病菌に限らず、口の中に存在する連鎖球菌が多くの割合で検出されているのです（参考文献8）。

健康時は、心臓の弁がスムーズに開いたり閉じたりして血液の流れを一方向に維持する働きをしていても、歯周病菌が弁に付着することで、弁の開きが悪くなり血液の流れが妨げられたり、弁の閉じ方が不完全なため、血液が逆流するといった心臓弁膜症を引き起こすことがあります。心臓弁膜症は自覚症状がないまま進行する場合もあるため、放っておくと心不全につながる可能性もあるでしょう。

そして残念なことに、日常生活における咀嚼やブラッシングでも出血することがあるため、**口腔内の衛生状態が悪い場合は菌血症が引き起こされやすい**と考えられています。ある調査では歯周病患者で冠動脈のバイパス手術を受けた人の4人に1人の血管壁から歯周病菌が見つかっているというデータもあります（参考文献9）。

イメージがわきにくいかもしれませんが、中等度の歯周病になっている患者さんの場合、歯周ポケット周辺の炎症の総面積は、〝手のひらくらいの大きさ〟（歯周ポケット5ミリ範囲の炎症×28本＝72平方センチメートル）と言われています。1本1本ではわずかな菌にも感じますが、手のひらいっぱいに歯周病菌があると思うと、日頃のケアの重要性に実感がわきやすくなるのではないでしょうか。

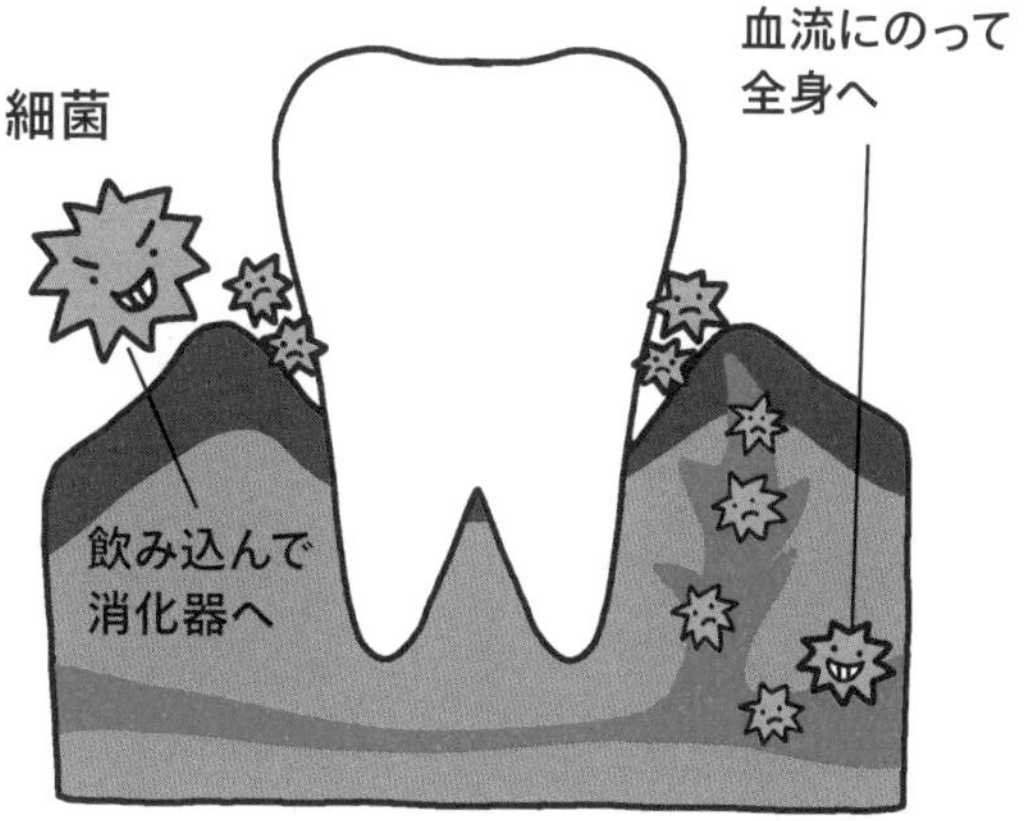

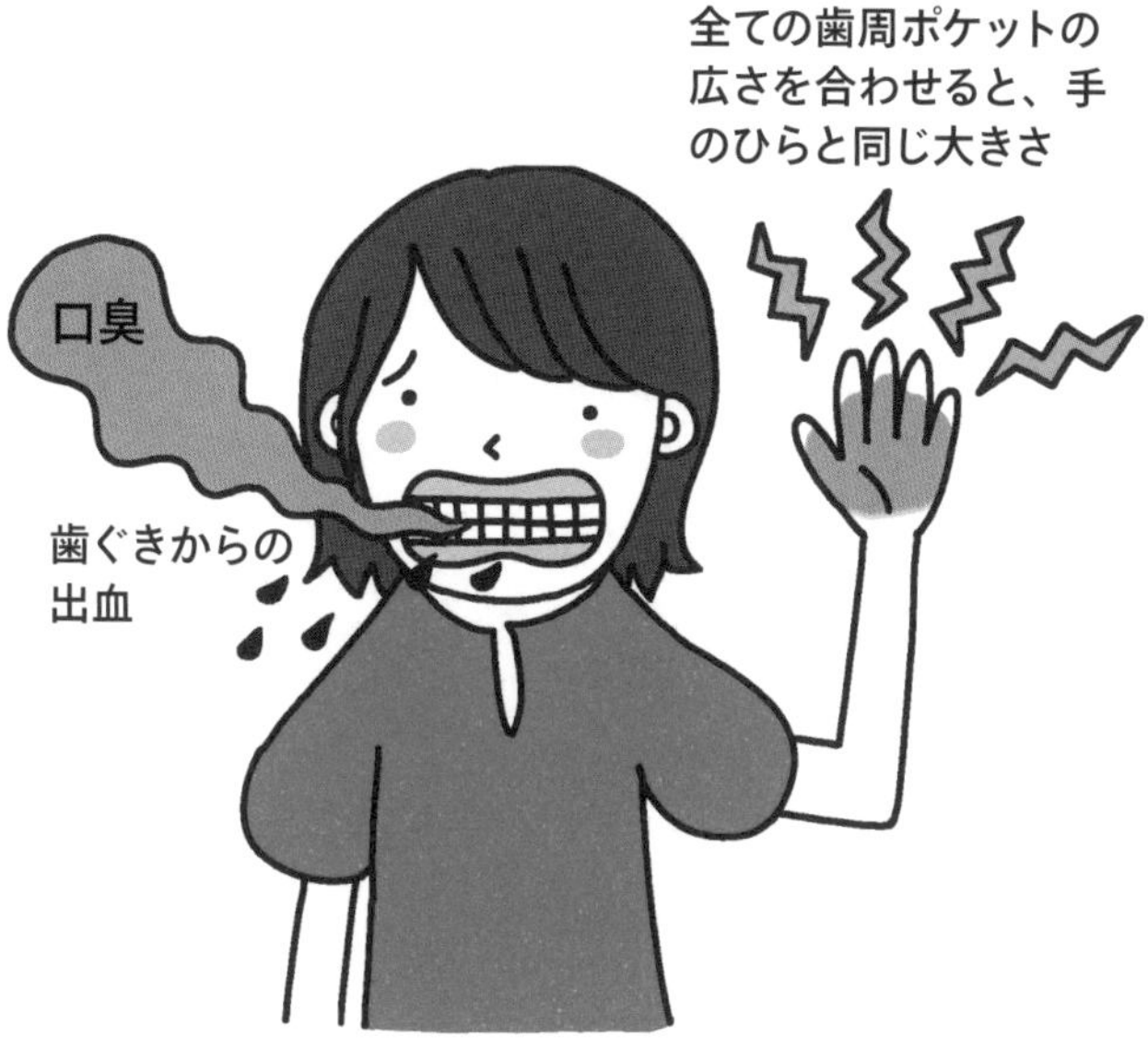
全ての歯周ポケットの
広さを合わせると、手
のひらと同じ大きさ
口臭
歯ぐきからの
出血

高齢者の肺炎の７割は「歯」が原因

本書を執筆中の現在（２０２２年11月）は、いまだに新型コロナウイルス感染症（COVID-19）の世界的大流行の影響が色濃く残っています。この新型コロナウイルスは、主に肺炎のような呼吸器系の症状を引き起こすとされておりますが、ウイルス感染と口腔内の関係についても、深い関わりがあることが疑われています。

新型コロナウイルスについては次の第2章で詳しくお伝えするとして、本項では**高齢者の肺炎と歯の関係**についてお話ししたいと思います。

現在、日本人の死因第5位は肺炎ですが、以前は第3位にランクインするほど死亡率の高い病気でした。特に高齢者は、誤嚥性肺炎《ごえんせいはいえん》（食べ物や唾液などが誤って気道内に入ってしまい発症する肺炎）になる方が多く、近年注意が促されている疾患です。

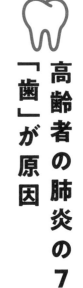

本来、食べ物を飲み込む際は、歯でよく噛み砕き、唾液と合わせて飲み込むのに適した状態にしてから喉に送ります。けれど、老化に伴い歯がなくなることで、咀嚼《そしゃく》機能が低下したり、唾液を作る唾液腺の働きが低く なることから口が渇き、飲み込むのに適してない状態で飲み込んでしまうことで、本来は食道に入るものが気道に誤って入ってしまい、食べ物と一緒に口の中の細菌が肺に入ることで誤嚥性肺炎を引き起こします。

通常であれば、気道に物が入ればせき込むなどして外に押し返そうとしますが、加齢に伴い反射機能が低下し、せき込むことができず気道に入ることを防げないのです。

このように**誤嚥性肺炎は、口腔内の細菌によって引き起こされます**。適度な湿度と温度が保たれている口腔内は細菌にとって居心地が良く、歯磨きやうがいを怠るとすぐに細菌が繁殖するのも特徴です。

高齢の方は、内科系の疾患で通院したり、介護サービスを受けていたりする方も多いですが、看護師や介護士の方々は口腔の専門家ではないため、介護期間中に口の中の状態が悪化、そして誤嚥により肺に菌が入り、一気に感染して死に至るといった恐ろしいケースも多いと思われます。これは、私たち歯科医が口腔ケアの方法についてもっと広めていかなければならない問題でもあります。

高齢者に多い誤嚥性肺炎を予防するためには、やはり歯のケアを怠らないことが大切です。また、歯の噛み合わせを良くしたり、よく噛んでゆっくり食べたりと、誤嚥を防ぐ努力はできます。

いかに口腔内を清潔に保ち、口腔内細菌を増殖させないか、これは日頃からの意識がとても大切になるでしょう。

なぜ歯がなくなると胃の病気になるの？

食べ物の消化は、口の中から始まっています。口から食べ物を摂取する、摂取した食べ物を栄養素に分解する（消化）、栄養素を血液中に吸収する、消化しにくい残りの部分を体から排泄する。この口に食べ物が入ってから肛門までの器官を総称して「消化器」と表します。

ですから、**体の入口となる歯が原因で消化器系のトラブルを引き起こす**というのは、十分に考えられます。

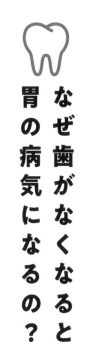

ここまでも何度かお伝えしているように、食べ物を飲み込む際は、歯でよく噛み砕き、唾液と合わせて飲み込むのに適した状態にしてから喉に送ります。唾液には消化酵素が含まれるため、消化の第一歩はここから始まっているのです。

しかし、加齢に伴い唾液腺が委縮して唾液の分泌が低下（ドライマウス）し、口の中の衛生状態が悪化し、虫歯や歯周病で歯が抜けてしまったりすると、咀嚼機能が低下して、いわゆる〝消化不良〟の食物が次の消化器である胃に送り込まれてしまいます。

そうすると、胃に負担がかかり、胃酸が出過ぎて、胃の粘膜が荒れたり、穴が開いたりといった症状につながる恐れがあります。

また、十分に消化されていない食べ物が胃腸の中でうまく分解、吸収できずに腸で腐敗した結果、悪玉菌が増えてしまい、それがのちにがんの原因になりうるという説もあります。この点に関しては、まだ科学的な根拠は不十分とされていますが、消化器官にとっても、身体にとっても良い影響がないことは明白でしょう。

また、咀嚼機能が低下し、柔らかいものばかり食べることで、消化器官で一気に消化、吸収されることから、血糖値が急激に上がり糖尿病の原因にもなり得ます。

さらに、血糖値が乱高下することでメンタルも不安定になり、うつ病などの精神疾患を発症する方も少なくないと心療内科の専門家から伺ったこともあります。

これらの連鎖は、まさにメタボリックドミノそのもの。
上流の疾患が悪化することで、下流の重要な疾患へとつながってしまうのです。

人生50年時代では、歯を失っても寿命を迎えるまでそう長くはなかったため、問題視されることはあまりありませんでした。

しかし、医療が発達し人生１００年時代となった今、歯の寿命が人間の寿命に追いつけなくなってきています。そのため、こうして改めて歯や口腔内の重要性が問われるようになっているわけです。

人生１００年時代を健康に過ごす現代において、命の根源である歯の健康維持は、一生のテーマであり欠かせない課題と言えるでしょう。

「うつ病」の原因も歯周病菌かもしれません

あなたはこの2週間を振り返り、次のような症状がありませんでしたか？

・憂鬱な気持ちや気が重いことが続いている
・好きなこともやりたくない、やる気がおきない
・疲れやすく体がだるい
・悪いことをしたように感じて自分を責めてしまう
・細かいことが気になり、物事を悪い方へ考えてしまいがち
・眠れない、寝つきが悪い、朝早く目覚める、寝すぎてしまう
・食欲がない、のどの奥に物がつかえているような感覚がある
・食欲増加（過食）している
・将来に希望が持てず、悲観的な気分になる

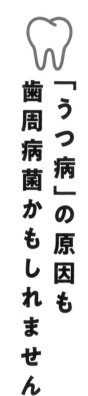

・胸が苦しく、息が詰まる

・夜寝付けない、夜中に目が覚める、朝早く目が覚める、寝過ぎてしまう

これらはうつ病の症状と言われるものですが、当てはまるものが多いほど、うつ病の傾向があるということになります。

現在、世界的にもうつ病患者が増加しており、ＷＨＯでは世界でうつ病に苦しむ人は２０１５年に推計3億２２００万人に上ったと発表しています。さらに、新型コロナウイルスによるロックダウンや長引く外出自粛といった影響で、心を病んでしまう人はますます増加するのではないでしょうか。

日本でもうつ病など気分障害で医療機関を受診している人は年々増加傾向にあり、厚生労働省が実施している患者調査によれば、日本の患者数は１９９６年には43・３万人だったのが、２００８年には１０４・1万人と著しく増加しています。

（注：ただ、うつ病の症状があっても自分では気づかず受診していない人や、うつ病自体、検査などで明確に診断できる疾患ではないため、診断基準が少し変わることによって、診断される患者数にかなりの差が出るようです）

現在でこそ「うつ病」と聞けば精神疾患として認知されていますが、40年くらい前までは不定愁訴《ふていしゅうそ》（自覚症状のもと検査をしても客観的所見に乏しく、原因となる病気が見つからない状態）とし、単なるストレスと片づけられたり、静養を取れば治るといった診断が下されたりと、一般の人はもちろん、医師の捉え方にも違いがありました。

しかし、研究も進み、うつ病は脳内炎症が原因で、患者本人のせいではなく、食事や栄養も関係しているといった論文が数多く発表されています。私自身も分子栄養学を学んでおり、これまでとは違うアプローチでの診療を模索し、改善を試みる中、うつ病について向き合ってみたところ、咽頭部、上咽頭といった口腔周囲の組織が脳の炎症にも影響を及ぼしていることを学びました。やはり、人間のすべての入口である**口腔内の慢性炎症**（**歯周病など**）**が脳に影響を及ぼし、脳にダメージを与え、うつ病を発症させる可能性もある**のです。

実際、私のクリニックに来院する患者さんの中にも心療内科に通われている方がいますが、まだ30代なのに歯はボロボロ。口腔内だけで判断すると、まるで高齢者のような口腔状態でした。精神的に安定したことで、クリニックにも通院できるようになったとのことですが、うつ病も歯と糖尿病の関係と同じで、歯の状態が悪くなりうつ病が悪化、もしくは、うつ病が悪化したことで歯も悪化していったのだと診て取れました。しかし、その後、歯の治療が進むにつれて、食事の改善も行っていく中、うつ病も快方に向かっています。

これはまだ研究段階と言われていますが、一定割合のうつ病患者さんは薬ではなく食事を改善することで回復したという調査もあり、以前に比べると、心療内科では栄養療法でアプローチする病院も増えているそうです。

栄養をちゃんと摂る……そのスタートとなるのは口です！

うつ病の改善はもちろん、うつ病を予防するためにも口腔内のケアをしていきましょう。

（参照）

２０１７／２／25　日経新聞　うつ病患者、10年で18％増　早急な対策必要とＷＨＯ

https://www.nikkei.com/article/DGXLASDG25H48_V20C17A2000000/

厚生労働省　メンタルヘルス

https://www.mhlw.go.jp/kokoro/speciality/detail_depressive.html

歯が原因で「労働の集中力」を下げてしまう

ソフトバンクグループ会長兼社長の孫正義氏が、２０１９年8月2日号の雑誌『PRESIDENT』の中で、健康面で最も気を付けているのは「歯」で、世界中を飛び回りVIPとの商談が続く多忙な中でも3か月に1度の歯科検診は長年続けているとインタビューで答えていました。また、誌面では、孫氏が歯のチェックにこだわる理由を、「米国では歯並びと白い歯がその人の健康のバロメーターという考え方があるから」と説明していました。

それを読み私は、やはり経営者は会社の経営状態を把握するのと同じように、自分の健康状態にも気を配っているのだと感じました。問題が起きないように予防に努め、仮に問題が起きたとしても先手を打ち、問題の芽を早い段階で摘む……私の患者さんは経営者やビジネスで活躍されている方が多く、その方々も孫氏同様、自身の健康状態の把握に努めているのだと納得しました。

なぜ、ビジネスと歯が関係するのか。それは、**ビジネスに欠かせない労働力や集中力を下げる要因に、歯の状態も関係している**からです。

人間の身体は、噛むとその刺激が脳の視床下部に伝わり、「ヒスタミン」という神経伝達物質の生成が促進されます。そしてヒスタミンによって神経回路が働き、満腹中枢の活性化と血液の糖分濃度をコントロールしたり、全身のエネルギー代謝を活発にしたりする役割があります。結果、ヒスタミンの分泌により脳全体の血液循環が良くなることから、集中力が高まり物事を考えたり判断したりする能力が向上するのです。

また、よく噛むということは記憶を作り出すとされている脳の左右にある「海馬」の神経細胞を増やすため、記憶力の向上という面でも効果を発揮すると言われています。

実際、意図的に歯の噛み合わせを悪くしたマウスと、噛み合わせの良いマウスで実験を行ったところ、噛み合わせの悪いマウスの記憶力の低下が著しかったという研究結果が出たそうです。ぜひ、トップビジネスマンとして、ビジネスの質とスピードを高めたい方は、歯の健康に留意してみてはいかがでしょうか。

コラム　口腔疾患があるとがんの発症率が24％高くなる！

がんは遺伝子が変化することで起こる病気です。医学では遺伝子が変化することを「変異」と呼び、さまざまな遺伝子変異によってがんが生じるとされています。ただ、遺伝子変異が起こる原因は定かではなく、化学物質や活性酸素、ウイルスや加齢などが考えられていますが、はっきりとした原因は未だ解明されていません。同様に、歯周病とがんの関連性についても、その２つの疾患を結び付ける正確なメカニズムは解明されておりませんが、２０１８年１月に、興味深い研究発表がなされました。

アメリカのタフツ大学とジョンズ・ホプキンス大学の共同研究チームが行った、歯周病とがんの関連性についての研究成果 the Journal of the National Cancer Institute で、重度の歯周病に罹患している患者においては、健全・中軽度の歯周病に罹患している患者と比較して、がんを発病するリスクが24％高まると発表。重度の歯周病との関連性が高い無歯顎患者（歯が1本もない患者）においても、がんを発病するリスクは28％高まると判明したのです。その際、発がんリスクが高い部位は1位が肺、2位が大腸で、乳がんや前立腺がん、白血病は歯周病との関連性はなかったと発表されました。

この研究に携わったエリザベス・プラッツ理学博士によると、「歯周病の原因となる細菌は、口から直接肺に、または口から大腸に移動する。もし炎症反応を引き起こすなら、歯周病により発がんリスクが上昇する可能性がある」という見解を示したことから、いずれ歯周病とがんのメカニズムも明らかになる日は近いのではないでしょうか。

他にも、近年の研究で、歯周病の悪化には女性ホルモンの関与が大きいことが明らかになり、女性の方が歯周病になりやすい傾向にあることがわかりました。また、アメリカのテキサス大学とニューヨーク州立大学バッファロー校の研究者が、高齢女性に限定した研究を行ったところ、閉経後の高齢女性は、喫煙歴がなくても歯周病がある場合、全がん(すべての部位のがん)発症リスクが14％上昇するということが明らかになったと言います(2017年8月発表)。中でも、歯周病があった女性は、なかった女性に比べて食道がんの発症リスクが3倍以上に、乳がんのリスクは13％増、肺がんは31％、胆のうがんは73％、メラノーマも23％と高リスクになっており、歯周病が高齢女性のがんリスク要因になっていることが判明したのです。

ただ、本件も未だ研究の途中にあり、そのメカニズムまでは判明されていないとのこと。それでも、研究が進むにつれ正確なメカニズムが解明され、近い未来、歯周病予防の重要性がより増す日が訪れることが予見できるでしょう。

第2章

誰も教えてくれない！
健康寿命が10年延びる
「歯の知識」

口が乾く、唾液が出ない！虫歯と歯周病になりやすい悪循環とは

唾液には、口腔内や身体の健康に関わるさまざまな働きがあります。例えば、口腔内の雑菌の働きを抑制する「抗菌作用」、食べ物や口の中の汚れを洗い流す「洗浄作用」、各種の物理的刺激から粘膜を保護する「保護作用」など、お口の中を清潔で健康に保とうとする働きがあります。

みなさんも、梅干しやレモンなど酸っぱいものを食べたときに、唾液が多く出た経験があるかと思います。これは、酸っぱいものにより口の中が酸性になり、虫歯になりやすい環境になるのを唾液の「中和作用」や「洗浄作用」で防いでいるのです。

このように、さまざまな役割を担う唾液ですが、唾液量が減少して口の中が乾燥すると、これらの働きが損なわれ、口腔内の異常をきたすことが考えられます。

唾液量が少なくなり口の中が乾燥する状態を「**ドライマウス**」と呼びます。ドライマウスになるとお口の中がネバネバしたり、軽度の口臭がするといった軽度の症状をはじめ、強

い口臭や舌のひび割れや痛み、食事ができなくなる、味がわからなくなる、しゃべるのが困難になるといった重度の症状につながることもあります。

他にも、**歯周病菌や虫歯菌が大量に増えやすくなる**ことから、一気に多くの虫歯ができたり、歯周病が進行して歯が抜けてしまったり、さらには歯周病菌が血管内に入り脳や消化器、内臓に悪影響を与えることで、さまざまな疾患につながる可能性があると言われています。

通常、唾液は耳下腺、顎下腺、舌下腺という主に３つの大きな唾液腺から、１日に１０００～１５００㎖ほど分泌されます。しかし、老化により噛む力や唾液の分泌を促す咬筋の働きが弱まることによって、唾液が十分に出なくなったり、若い人でも緊張したり、ストレスがかかったりすることで交感神経が刺激され唾液の水分が少なくなったりもします。その他、脱水、口呼吸、食生活や生活習慣、疾患や薬の副作用など、ドライマウスになる原因は多岐にわたります。後ほど詳しく説明するのですが、現代では食べ物が軟食化傾向にありますから、咀嚼回数が減ることで唾液が出づらくなっている点も見逃せない要因の一つと言えます。

歳をとると歯茎が下がり、歯の根元から虫歯になる

患者さんからの相談で、「最近、歯が長くなったように感じるんですが……」と言われることがあります。他にも、「年を取っても歯が成長するの？」という質問を受けることがあるのですが、もし、歯が歯茎から出ている部分が長くなっていると感じたら、それは**加齢により歯茎が下がっている**証拠です。

我々日本人は欧米人に比べると歯茎が薄く、下がりやすい傾向にあります。それは欧米人の分厚い歯茎と比べて、日本人の薄い歯茎にはそこを通る毛細血管が少ないためです。つまり、血液量が少なく修復能力が低いことから、強いブラッシングや歯ぎしり、食いしばりなどによって、ダメージを受けやすい歯茎と言えます。

他にも老化や、被せ物が合わない場合や、歯周病の進行により骨が破壊され溶けてしまい、歯茎が下がることもあります。また、歯列矯正を行うと歯茎が下がる傾向にあるため、矯正前に結合組織を移植して歯茎を厚くし、歯茎を下がりにくくする施術を希望する方も

おり、このような手術を、私のクリニックでは年間30件前後行っています。

さて、歯茎が下がると一体何が困るのか？　症状として多いのは冷たいものがしみたり、歯と歯の間に食べ物が挟まりやすくなったりするといったものですが、中でも一番厄介なのが、**露出してきた歯根の部分が虫歯になりやすい**点です。

通常、歯の表面はエナメル質という歯質で覆われており、刺激に敏感な内部の層を保護する役目を担っています。ところが、歯茎が下がってしまった部分はエナメル質で覆われていないため、知覚過敏を引き起こしたり、虫歯に対する抵抗性が弱くなったりします。

また、50歳くらいになると、加齢に伴う唾液量の低下、歯周病による歯茎や骨の減少といった症状もあらわれやすく、虫歯になりやすい口内環境にあります。そうした中、お口が乾くからと糖分たっぷりの飴を舐めることで一気に虫歯が拡がり、そのまま放置してしまった場合、気づいたときには根元から歯が折れてしまうなんてことも珍しくありません。

この歯茎が下がり虫歯になるという現象は「根面《こんめん》う蝕《しょく》」というのですが、大人に多いことから、「大人虫歯」などと呼ばれたりもします。加齢により歯茎が下がるのはある程度避けられないことです。歯茎の下がりはじめが気になりだしたら、虫歯になる前にフッ化物の塗布や前述の結合組織移植などの手を打つ必要があるでしょう。

歯の神経は抜いちゃダメ！
歯が割れやすくなる元凶

「歯の神経を抜きますね」。こう歯科医から提案されたことはありませんか？

虫歯の進行による歯の痛みや、冷たいものや熱いものがしみるなどの理由から、神経を抜く治療をすることがよくあります。しかし、初発の虫歯で神経を抜いたという人は少ないはずです。虫歯を長期間放置してしまったりというケースは別として、一般的なケースでは初発の虫歯から神経を抜く治療を行うことはまずありません。「神経を抜く」とはよほどのことなのです。何度も治療した後、あるいは何年もかけて進行してしまった場合の「最後の手段」として神経を抜く処置をするのです。

例えば、虫歯ができたとします。歯科を受診し、虫歯の進行度合いに応じて削って詰め物をしたりするでしょう。その際の治療のクオリティが低かったり、その後の予防の取り組みが不十分だったりすると、数年、遅くとも5年～10年後に再び不調を感じ、再治療するケースが多く存在します。

なぜ、そう言えるかというと、詰め物にも寿命があり、保険適応の銀歯ですと、統計的に平均7年位が耐用年数と言われているからです（参考文献11）。これは個人差など不確定要素があるため、一概には言えませんが、治療をしたまま何もせずに放置すれば、遅かれ早かれ再治療となる場合がほとんどなのです。

もし、再治療の際に神経を取るに至らなかったとしても、10年、20年という年月の間に治療を繰り返した後には、「虫歯が神経まで到達しているので神経を取りましょう」と提案される可能性が非常に高いのです。

無論、定期健診を受診し口腔ケアに努められる人は、もう少し違う結果になると思いますが、日本人の8割が自覚症状が出てからクリニックの門を叩くことを考えると、再治療を繰り返すケースが非常に多いと思われます。

治療した後に「虫歯の再発↓再治療↓再発↓……」を繰り返すことを「**デストラクション・サイクル**」と呼び、恐怖の歯科治療サイクルとして私は来院された患者さんに警鐘を鳴らしています。神経を抜けば、最終的には歯を抜くことに繋がる危険性が高まりますから、歯科医としては、ぜひ定期的な検診をお願いしたいところです。

ところで、どうしてそこまでして歯の神経を大事にしてもらいたいのか？　その理由を説明します。

まず、神経を抜く際にかなりの歯を削ることになるため、歯そのものが脆くなってしまいます。結果、竹を割ったように歯が真っ二つに割れてしまう「歯根破折《しこんはせつ》」が起きやすくなります。統計的にも、神経のない歯は神経がある歯に比べて圧倒的に歯根破折になりやすいとされています。歯根破折が起これば、虫歯や歯周病のない歯だとしても抜歯をしなければなりません。これが、先ほども説明した、神経を抜くといずれ歯を抜くことにつながるというゆえんです。

また、神経を抜けば痛みを感じなくなるため、虫歯になっても気づけず、気づいたときには抜歯しなければならない状態にまで進行してしまっているケースもよく見かけます。つまりは、神経を抜く＝歯の寿命を短くすることに繋がってしまうのです。

あまり良い話ではありませんが、クリニックによっては、治療後のクレームを回避するため、虫歯が深く、治療後に痛みが出るかもしれない場合に神経を抜いてしまう事例もあるようです。激痛に耐え切れず「この痛みがなくなるならば……」と希望する患者さんもいるのかもしれませんが、できれば**神経を抜くのは最後の手段**と捉え、主治医と相談することをおすすめします。

忙しい人向けの軟食が「血糖値上昇」の原因に

みなさんは、月に何回くらいファストフードを食べていますか？　手頃な価格でボリュームのある食事をサッと取れる便利さから、現代では子どもから大人まで多くの方がファストフードを利用しています。

ファストフードを栄養面から見ると、栄養価が低い、カロリーが高く太りやすいといった点が指摘されることがあるようですが、歯科の観点でいうと、軟食（軟らかく食べやすい食事）の代表例であり、この**軟食化が、不健康になる原因**と考えられます。

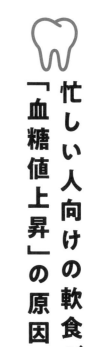

これはファストフードに限らず、現代の食全体に言えることではないでしょうか？　よく、グルメ番組で高級肉などを「とろける美味しさ！」とグルメリポーターが表現することがありますが、〝柔らかい＝おいしい〟といった印象を、私たちは知らず知らずのうちに植え付けられていることも関係しているような気がします。

よく噛まずに摂取できる軟食は、分解速度も速ければ吸収も早く、一気に血糖値を上昇させるため、血液中の糖を処理するために多量のインスリンが分泌されます。そして過剰に分泌されたインスリンによって血糖値を下げる機能が過剰に働き、今度は逆に低血糖になる恐れがあります。低血糖になれば、再び血糖値を上げようとするため、脳から「お腹が空いた」という指令が出て、食べ物を摂取したい衝動に駆られます。そこでまた、よく噛まずにファストフードのようなものを摂取すれば、再び血糖値が急上昇、そして急下降と、まるでジェットコースターのように血糖値が上がったり下がったりすることが、肥満や糖尿病につながるとされています。

第1章でも糖尿病について解説しましたが、**糖尿病を患うと、身体にもメンタルにも影響を及ぼす**と言われています。身体はともかく、なぜ糖尿病がメンタルにも影響を及ぼすのか？　それは、血糖値が上がったり、下がったりを繰り返すことで、幸せな気持ちになったり、食欲が満たされず苛立ちを覚えたりと、感情面の浮き沈みにも連動するからです。よく、「疲れたときやイライラする時は甘い物を食べるといい」などと言われますが、実は甘いものを食べると、脳の中でドーパミンやセロトニンが増え、俗にいう「幸せホルモン」が放出されます。この幸せホルモンにより、疲れやイライラが解消されるわけですが、糖尿病患者の場合、幸せ⇅イライラを行き来することが頻繁に起こるため、うつ病や精神病といった脳内疾患にもつながりやすいと言われています。

最近では、塾や習い事など大人以上に忙しいお子さんも多く、時間に追われその合間にファストフードやパンといった軟食を摂取する機会も増えています。何より、親御さん自身がファストフードを好めば、自ずとお子さんも摂取するものです。ファストフードやジャンクフードに限らず、ハンバーグやカレーライスといった子供が好む食べ物の多くが軟食ですから、以前は大人が患う疾患であった糖尿病を、子供のうちから患うケースが増えているのは当然の結果でしょう。

歯科的な観点から言っても、軟食化による咀嚼機能の低下、唾液の減少や味覚障害を引き起こす恐れがあります。一度濃い味に慣れてしまうと、薄味では物足りず、加工食品やファストフードなどの塩分や糖分が多く含まれた濃い味付けの物しか受け付けなくなる傾向が強まります。

自戒も込めて、私たち大人の食生活が、未来を担う子供たちの健康にも影響を与えることをしっかりと自覚していきたいものです。

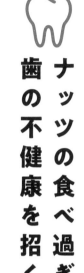

ナッツの食べ過ぎが歯の不健康を招く？

栄養価の高いナッツ類は、手軽に食べることができる食材として、お酒のおつまみやおやつとして、人気の食材です。しかし、「過ぎたるは及ばざるが如し」で、ナッツも過剰に摂取し過ぎると、体にも歯科的にも好ましくない影響を与えてしまいます。

硬い物を日常的に噛む習慣があったり、長時間、食べ続けていたりすると、咬筋《こうきん》（咀嚼筋の１つで、歯を食いしばった時に顎の外側で硬くなる筋肉のこと）が働き続け、エラの張った輪郭になってしまいます。あるデータによると、現代人の咀嚼回数は１食で６００回前後と言われており、その際、上の歯と下の歯が接触する時間をトータルすると、およそ20分間になるそうです。この６００回、合計20分という平均値は、白米など力まずに噛める硬さの物を噛み合わせた時の値です。ですから、ナッツのように硬い物を好み食べる習慣がある人は、その分、噛む力も強く、咬筋を鍛えるような形になってしまっているのです。ナッツに限らず、ガムを噛み続けていたり、飴や氷をガリガリと噛み砕き食べたりすることを好む方は、必要以上に咬筋を鍛えてしまっているかもしれません。

また、通常かかる以上の負荷が歯と咬筋にかかることで、歯が削れてしまったり、その擦り減りから噛み合わせがずれてしまったり、亀裂が入ってしまったりすることで、虫歯や歯周病の進行を促すこともあります。

当院では、歯科治療に外科手術用の顕微鏡を導入しており、肉眼の2倍から24倍に拡大して歯を診ることができるようになり、歯を顕微鏡で見ると、細かい亀裂がたくさん入っていることが観察されます。微小な亀裂ではありますが、虫歯菌や歯周病菌のサイズはわずか1㎛《ミクロン》（0・001㎜）程とさらに小さいため、亀裂から菌が入り込んでしまう可能性があります。

硬い物を噛み割ったり、歯ぎしりや歯の食いしばり、何かにぶつけるといった外傷的なケースでも亀裂は入りますが、**常用的にナッツやガム、氷や飴などを好み過剰歯や咬筋を働かせ続けていると、知らぬ間に亀裂が入る危険性が高い**と考えています。

歯と同様、咬筋も休ませてあげることが大切ですから、もしも寝ている際に歯ぎしりや食いしばりがあるとご自覚のある方は、かかりつけの歯科医院でマウスピース（ナイトガード）を製作し就寝時に装着していただくと、虫歯や歯周病の進行を食い止める一助になるでしょう。

歯が1本抜けると、他の歯も抜けやすくなってしまう！

もしも歯が1本なくなっても、それほど困らないだろう……そう思われる方は、案外多いのかもしれません。確かに永久歯は親知らずを除いても28本ありますし、左右どちらかで噛むことができれば、実際に1本くらいなくなっても支障はないと感じるのかもしれません。

しかし、その考えはとても危険です。1本失うだけで咀嚼する効率は低くなりますし、その空いたスペースに隣の歯が倒れ込んでくることで、噛み合わせが悪くなったり、残った歯に必要以上の負荷がかかったりと、さらなるトラブルを引き起こす可能性が高いからです。最初は1本だったのが、2本、3本と歯を失う羽目になり、トラブルが連鎖したのち、いつの間にか歯の半数以上を失っていた……という患者さんを、私はこれまで何人も見てきました。さらには歯を失っていく過程で、虫歯の増加、歯周病の悪化、口腔内環境の悪化に起因する誤嚥性肺炎を併発することも考えられます。なんてちょっと怖い話をしてしまいましたが、それくらい**1本の歯を守ることは大切**なのです。

では、どのように歯は失われていくのか、具体的なお話をしていきたいと思います。

最初に失いやすい歯として多いのが、奥歯です。転倒などによる外傷から前歯が抜けるといった例外はあっても、歯が抜ける原因の約7割が歯周病と虫歯ですから、部位的にも磨きにくい奥歯からというケースが多いのでしょう。

例えば、左上の奥歯を1本失ったとします。その際、適切な治療を怠れば、噛み合う歯を失った左下の奥歯は、空いてしまった上のスペースを埋めようとして伸びてくることがあります。これを挺出《ていしゅつ》と呼ぶのですが、歯が伸びるといっても、生えて長くなるわけではありません。歯を支える骨ごと伸びようとするため、全体的な噛み合わせのバランスを大きく崩すことに繋がることもあります。そうなれば、一部の歯に強い負担がかかってしまったり、空いたスペースに隣の歯が傾いてしまったりと、それまで健康だった歯にも影響が及ぶでしょう。

他にも、歯がある時は、噛むことで歯の根っこを支える骨に刺激が伝わっていましたが、歯を失うことで骨への刺激もなくなるため、次第に骨が吸収していきます。これは俗に言う「歯茎が痩せる」という状態で、入れ歯やインプラントを入れる際にもこの骨があるのとないのでは難易度が大きく異なります。

そして何より、食事が困難になることが予測されます。前歯には食べ物を噛み切る役割が、奥歯には食べ物を噛み砕きすり潰す役割がありますから、どの歯を失っても、それらの機能が十分に働かず、次第に残っている歯への負担が大きくなってしまうからです。きちんとした咀嚼ができなくなれば消化不良となり、胃腸にも負担がかかるでしょう。

このように、1本失うだけで、次から次へとトラブルを招くことになるのが歯の恐ろしいところです。きっと、1本失うことになるまでには、それ以外の歯にも何らかのトラブルが生じていたり、治療を施していたりするはず。虫歯が原因で神経を抜いている歯だったり、加齢により歯茎が下がり歯周病が進行していたりと、自覚症状はなくてもそれぞれにトラブルを抱えていることが予見されます。そうした中、1本歯を失えば、ドミノ倒しのように2本、3本と短時間のうちに歯を失うことになるのです。

メタボリックドミノ同様、ドミノの1枚目を倒さないようにすることが大切です。「歯は1本も失わない」くらいの心持ちで、なるべく早い段階で適切な治療を受けて、生涯、自分の歯で食事を楽しめるように、歯と身体の健康を守っていきましょう。

「片側噛み」のクセが顔の歪みやズレに

鏡で自分の顔を見た時に、各パーツの左右差が気になったことはありませんか？目や眉の高さ、笑った時の口角の上がり方、ほうれい線や目尻のシワの深さなど、今まで左右対称であった部分が非対称になってきたと感じたことはないでしょうか？

これまで気にならなかったという方も、改めてまじまじと見つめると、各パーツの若干の違いや、アゴが中心からずれていたり、どちらかの肩が下がっていたり、首が傾き気味になっていたりと、左右差が多少なりともあることに気づくはずです。

これら**左右非対称の要因に、歯が関係している**ことが往々にしてあります。

食事の際に左右どちらか一方ばかりで噛む「片側噛み」の癖がある人は、顔の左右の筋肉の付き方に差が出てしまうことがあります。それが顔の歪みや、アゴのズレに繋がることで、重い頭部を支えている首や肩、腰、下半身と、全身の至るところにコリや痛みという形で現れたりすることもあります。片側噛みは、一方のアゴの関節に負担が集中するため、アゴに痛みが生じたり、口が大きく開けられなくなる「顎関節症《がくかんせつしょう》」の原因にもなりうるでしょう。

1つのトラブルが、次のトラブルを招く……この考えは、他の専門分野においても言えるようです。知人の整体師によると、身体に不調を訴える患者さんには〝上からの崩れ〟を疑うそうです。背中に痛みがあれば肩や首を疑い、肩や首が痛む場合は頭やアゴを整えると言います。上が崩れた分、下がそれを補うため、下へ下へと影響が出るからでしょう。そのため施術では、下から順に行い、最後にアゴを整えるという技法を用いるそうです。そう考えると、**上部に位置する歯科的領域が根源になり体に痛みが出てしまっている**なんてことが、意外と多いのかもしれません。

他にもよくある話として、食事中に誤って舌や頬を噛んでしまった……なんてことがあるかと思いますが、これは普段、無意識に行っている口の動きの調和が崩れた時に起こるものです。

通常、食べ物を噛むときは、無意識ながらも食べ物の大きさや硬さ、形、味、温度などを認識して、口の中のどこでどのように噛もうかを判断し、その食べ物を舌と頬を使って最適な歯の上に乗せて上下の歯で噛むということを行っています。これらは無意識に行う一連の動きとなるため、考えて行っていることではありません。とはいえ、脳が反射的に判断し、その時々のベストを探りながら咀嚼していることを考えると、どこか1本でも歯が抜けて噛めなくなってしまったり、噛み合わせが悪くなってしまったりするたびに、どこかしらに影響が現れ、五月雨式に他の歯科トラブルに、ひいては周囲の筋肉や関節、そこから全身への影響を及ぼしかねません。

片側噛みといった噛み合わせに癖があると咀嚼不良を起こしやすいですから、長期的に同じ状態を繰り返せば、それが消化不良につながったり、お口の中以外の部位でも事態はどんどん深刻化する危険性があります。

まずは鏡を見て、左右差を確認するところから始めてみてくださいね。

出っ歯の人は肺炎になりやすい!?

骨格や歯の生え方など、さまざまな原因により、上の歯と下の歯が正常にかみ合わない状態を総称して「**不正咬合**《ふせいこうごう》」と言います。そして、不正咬合の中でも前歯が大きく前方へ突出した状態が俗に言う「出っ歯」です。出っ歯は、横から見ると歯が前方へ出ており、口元全体が突出して見えてしまうのが特徴で、横顔にコンプレックスを感じている人が多いと言われています。

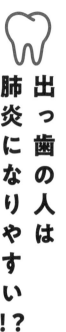

出っ歯には先天性の原因と後天性の原因があり、アゴの骨の大きさのバランスが取れていないなど骨格による要因は、遺伝的な要素が強い先天性のもの。骨格ではなく、小さいころの指しゃぶりなどが原因で歯の生え方に問題があることで起こる出っ歯は、後天的な要因によるものと考えられます。

過度に出っ歯の人は口が閉じにくい方が多く、リラックスしていると口が開いてしまうため、自ずと口呼吸が多くなり、口腔内が乾燥しやすい＝ドライマウスになりやすい傾向にあります。なおかつ、外からウイルスや細菌が入り、口腔内や咽頭部にそれらが定着し、感染症を起こしたりする可能性も高くなるとも言われています。

しかし誤解しないでいただきたいのは、ウイルスや細菌が入ったからといって、必ず感染症を引き起こすわけではないということです。

口の粘膜には、粘膜免疫と呼ばれる病原体に対する防御機能が備わっていますから、100％発症するわけではありません。そう考えると、実は出っ歯か否かというよりも重要になってくるのが、日頃の口腔ケアをいかに行っているかという点です。

口腔内の環境とウイルス感染の関係性についてまとめた論文によると、インフルエンザに罹患した人のうち、直近6か月間に歯科衛生士による口腔ケアを受けた人たちは全体の1％、何もしない人たちの罹患率は全体の10％と、10倍もの開きがあるという結果が出ました（参考文献12）。これにより、**口腔衛生ができているかどうかが感染症に対するリスクを下げる可能性がある**ことが実証されているのです。つまり、出っ歯ならではのデメリットはあったとしても、定期的に歯科に通うことで、感染症のリスクは大幅に避けられるのです。

また、インフルエンザと新型コロナウイルス感染を同様に考えていいのかは不明ですが、感染症という面で一括りにして考えると、ドライマウスを防ぎ、口腔ケアに努めることが感染症予防という点でも有用なのではないでしょうか。

今、「新しい生活様式」が説かれ丁寧な手洗いが推進されていますが、これからの時代はお口の中を清潔に保つケアも重要視されていくでしょう。

80歳で20本の自歯を目指すと一生健康になれる

80歳で20本の歯を残そうという「**８０２０運動**」という言葉、きっとみなさんも一度は聞いたことがあるのではないでしょうか。理想としては親知らずを含めない上下28歯全てが残ればいいのですが、現実的なゴールとして80歳で20歯残るよう、厚生労働省や日本歯科医師会が推進している運動です。

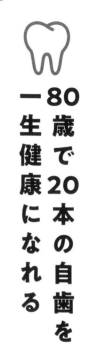

８０２０推進財団によると、１９８９年に始まった８０２０運動から30年が経ち、当時は10％にも満たなかった８０２０達成者が、２０１６年の調査では50％（２人に１人）になったという成果が上げられています。そして今、２０２２年に向けて、達成者を60％にする新たな目標が掲げられているところです。

素晴らしいのは、**８０２０の達成者は、達成していない人に比べると、高血圧や糖尿病、認知症といった全身疾患の確率が低い**ことです。調査によれば、８０２０の達成者は運動や旅行など、80歳を超えても活力ある日常生活を送る方が多く、噛む力も保たれている傾向にあるそうです。第1章でも解説した通り、健康寿命と咀嚼能力の関係性が正比例であることが、正に実証された結果とも言えます。

また、別の調査結果では、**8020達成者の歯並びは、生活満足度が高く、歯列はほぼ左右対称で、良好な咬合状態である人が多い**と報告されています（参考文献13）。恐らく、歯科疾患を放置せず定期的に歯科治療を受け、左右バランスよく噛む生活をしていることが、8020を達成するに至ったのでしょう。

当院の患者さんの多くは30代以上の方ですが、皆さん口をそろえて「健康的に長生きしたい」という思いを抱いています。

たとえ歯を20本残せなかったとしても、噛み合わせの良い入歯やインプラントを作ることで咀嚼機能を回復させ、ドライマウスなどのトラブルを防ぐことに繋がります。

高い生活満足度を保つためにも、ぜひ一緒に8020を目指しましょう。

コラム　新型コロナウィルス感染症から鑑みる、歯科医院の感染リスク

投資家向けのコンテンツ配信を手掛けるアメリカの「Visual Capitalist」が、業務中の複数の要因から弾き出した結果に基づき「新型コロナウイルス感染症（COVID-19）に罹患するリスクが高い職業、低い職業（2020年5月）」をランキング形式で発表したところ、コロナに感染しやすい職業のランキング1位が歯科衛生士という結果に。続く2位が、呼吸器系の検査技師。3位が歯科助手、4位に歯科医師がランクインしました。日本でも、歯科医院は非常に感染リスクの高い施設として、緊急事態宣言時に発表され、巷では歯科医院が感染症の温床になりうると噂されていました。

確かに私たちの仕事は患者さんとの距離も近く、水も使用するため、飛沫が飛びやすい環境にあります。また、鼻の粘膜よりも口腔内の粘膜（＝唾液）の方がコロナに限らずウイルスや雑菌が多いですから、飛沫や接触感染のリスクは高いと言えるでしょう。

しかしながら、2020年7月現在、歯科医院でクラスターが発生したことは一度もありません。そうなると、コロナの環境下で口腔ケアが悪化したり、歯周病を放置したりすることによる、全身疾患へのリスクの増加という側面の方が気になりますし、患者さんの中には治療を継続せざるを得ない方が大勢いらっしゃいました。

ですから、少しでも感染リスクを抑え、開業を続けるために、本来は1日100人受けられるクリニックでも、20人未満に抑えるなどの感染防止に努めたりと、多くの歯科医療従事者が不安を抱えながら施術を行ってきました。

ただ、この経験が、これまでの歯科医院の〝当たり前〟を考え直す良いきっかけになったことも事実です。待合室に患者さんが溢れ、1つの部屋を壁で区切り、治療台を何台も並べて行うような昔ながらの並列診療のスタイルは、感染症予防という面でもふさわしくありません。患者さんはもちろん、そこで働く医療従事者を守るためにも、今回の出来事を良い教訓として、今一度、歯科医院のあり方を考え直すことができたのではないでしょうか。

第3章

人間の健康は「嚙み合わせ」と「嚙み方」が9割

咀嚼は歯と舌と頬の協働作業

第3章では、**歯の機能と噛み方、咀嚼《そしゃく》**について詳しくお話ししたいと思います。

さっそくですが、皆さんは各々の歯の役割をご存知でしょうか？

人間は永久歯がすべて生えそろうと28歯になります。これは親知らずの4歯を除いた数です。歯はそれぞれ大きさや形が違うように、役割分担があります。歯列の中央にある前歯は、左右2本ずつ、上下合わせて8歯あります。前歯の主な役割は、食べものを一口大に噛み切ることです。最初に噛み切ることで、奥歯で効率よく咀嚼するのにちょうど良い大きさにします。

前歯の隣に位置する犬歯《けんし》は歯列のカーブの角に位置する歯で、左右上下4歯あります。どの歯よりも「太くて長い根」を持っており、何かに触れるという刺激に対しとても敏感な歯です。

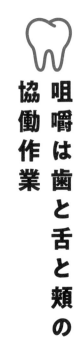

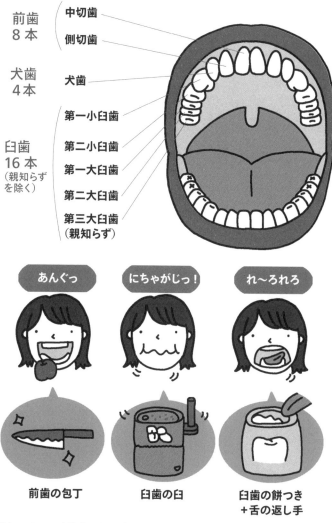

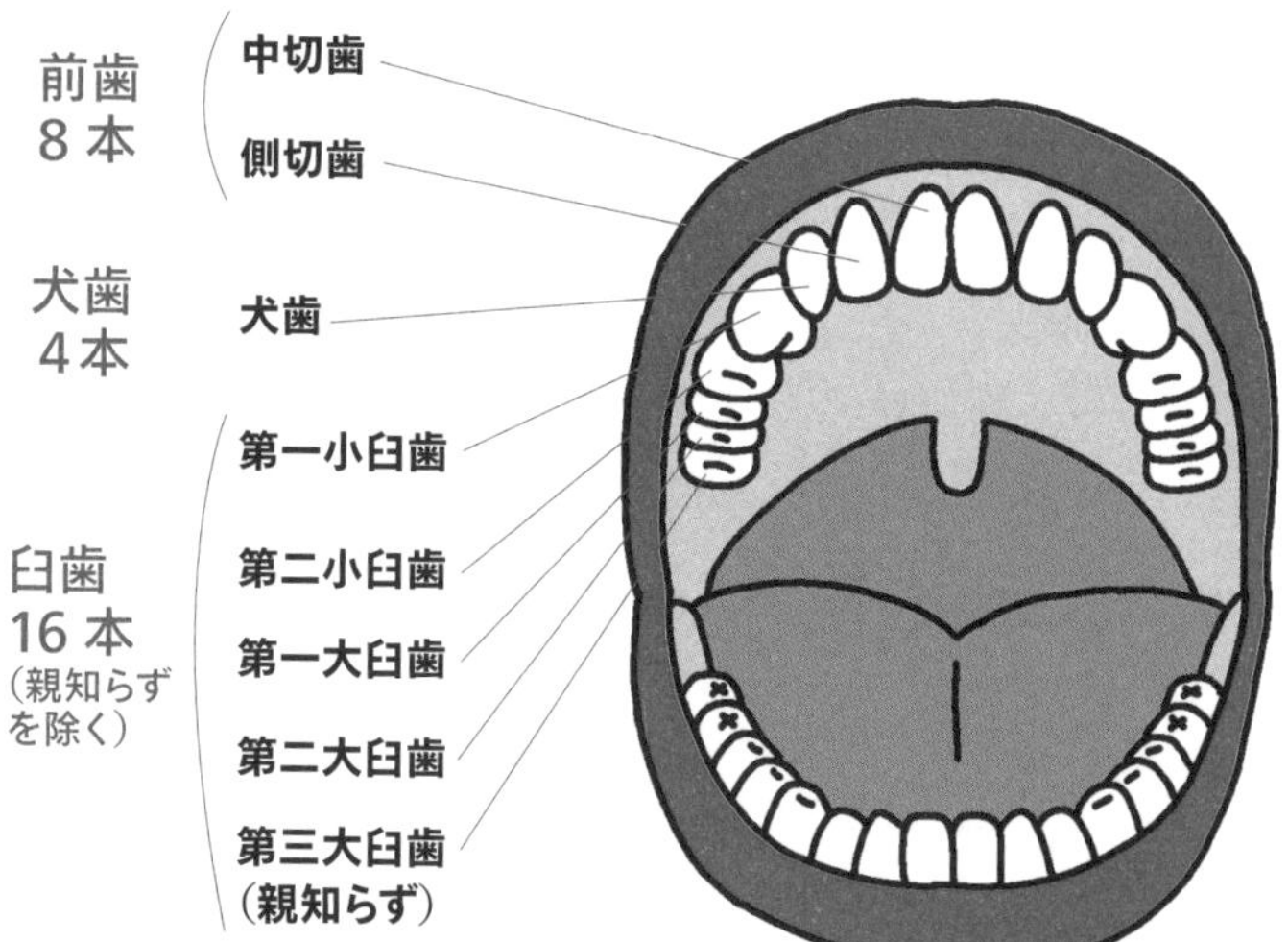

「あんぐっ」（前歯で咀嚼）の効果

・一口量を覚える量的感覚の学習
・口輪筋を鍛える・口唇閉鎖へ繋げる
・次の咀嚼を引き出す・歯根膜感覚の学習

犬歯の隣から奥に向かい、小臼歯《しょうきゅうし》が2本ずつ、計8歯あります。小臼歯は前歯や犬歯より少し分厚くできており、上下の噛み合わせを決める非常に大切な役割を担っています。

一番奥の上下左右2本の計8歯は、大臼歯《だいきゅうし》と言います。大臼歯では、前歯で噛みやすいように切った食べ物をすり潰し、細かくして次の消化器官（胃）で消化しやすいようにする働きがあります。臼歯という名の通り、奥歯では臼のような役割を担っていますから、もし臼歯を失えば、咀嚼がうまくできず胃に負担が掛かってしまうでしょう。

前歯と臼歯、この2つの歯の役割が咀嚼の基本になることは理解いただけたかと思いますが、そもそも咀嚼は、歯だけで行うわけではありません。しっかり噛むためには、舌や頬の働きがとても重要です。舌は、唾液をすくいあげて食べ物と混ぜたり、舌の上の食べ物を十分にすり潰されるまで奥歯の上に乗せるために、前後、左右、上下、ひねりなど絶妙な動きを織り交ぜたりして咀嚼を促します。

舌と協調して動いている頬も、奥歯にぴったりとくっついて壁の役割を果たし、食塊がこぼれないようにしています。この壁によって、噛んだ食べ物を奥歯から落とすことなく、よく噛むことができるのです。まるでお餅つきのように、舌と頬を器用に使いながら口内で連携の取れた動きをしています。

ですから、**歯、舌、頬の動き、唾液の分泌量、そして噛み合わせ、これらすべてのバラ**

ンスが整った状態で初めて、食べ物を〝しっかり噛む〟ことができるのです。私たち人間は、普段、特別に意識することなくこの複雑な一連の動きを口内で行っています。

時折、何かの拍子で頬や舌を噛んでしまったということがあるかと思いますが、あれは舌、頬のバランスが崩れ、タイミングが合わなくなったことで起きる現象です。

食べ物を食べる行為は無意識のものですが、こうしたメカニズムが知識としてあることも、「しっかり噛む」ことにつながるでしょう。

口は消化を始める最初の臓器

口は、食べ物を取り入れるための入口です。いわば、**消化を始める最初の臓器**と言っても過言ではありません。

食べ物は口から入って、内臓で消化・吸収され、残りカスが便として肛門から排出されます。入ってから出るまでの距離は約９ｍ、時間にして約30時間～１２０時間。その配分は、胃の中で約3～5時間、小腸の中で約5～8時間、胃に食べ物が入り、肛門から排泄されるまで約40時間かかると言われています。

胃の中の話でいうと、滞在時間は食べ物によって異なるそうで、果物は約40分、野菜類は約2時間、ご飯などの炭水化物は約8時間、お肉は約12～24時間かかるとされています。滞留時間の短い食べ物は消化しやすいのですが、すぐにお腹が空いてしまうためダイエットには不向きです。一方、滞留時間が長い食べ物は腹持ちがよくダイエットには向いていますが、胃への負担がかかる上、脂肪に変わりやすいという難点があります。

また、食べ物を食べた後に眠たくなると感じるのは、消化活動のために胃腸に優先的に血液が運ばれるため、脳への血流が減少することが関係しています。消化の過程では、消化に良いとされる食べ物でさえエネルギーを使っていることを考えると、肉や天ぷらなど脂肪分の多い食材から栄養素を分解するには、かなりの労力と時間を要すると考えられています。

ですから、**いかにお口の中でちゃんと咀嚼《そしゃく》し、消化しやすい状態で消化器官に送り込むかが大切**です。食道から下の内臓では、歯のように噛み砕いたり細かくしたりといった咀嚼できる臓器はありません。咀嚼は口の中で行うのが一番効率的ですから、消化器官に負担をかけないためにも、第一の臓器である口内できちんと栄養素を吸収できる状態に咀嚼する必要があるのです。

人間の進化と共に変化した咀嚼機能

食べ物の種類や食べ方によって、動物の歯や形、数はさまざまに変化しています。

例えば、肉食動物のライオンやトラ、ヒョウなどは、肉をさいたり骨を噛み砕いたりするため、すべての歯が鋭くとがっているのが特徴的です。臼歯《きゅうし》は肉を切り裂くはさみのような噛み合わせになっており、顎を上下に動かす「側頭筋《そくとうきん》」が発達しています。

一方、馬や牛、シカなどの草食動物は、草をすりつぶしやすいように臼歯は平らで、犬歯はあまり発達していません。顎は前後左右に動かす「翼突筋《よくとつきん》」が発達しています。

そして人間やサルなどの雑食動物はというと、肉食動物と草食動物の両方の要素を併せ持つ構造をしています。つまり、食べ物を切りさくはさみのような前歯を持ち、奥歯となる臼歯で臼のように食べ物をすりつぶす働きをしているのです。噛む筋肉も「側頭筋」と「翼突筋」の両方を上手に使い分けています。

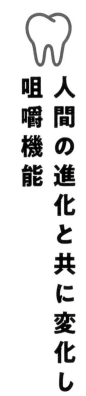

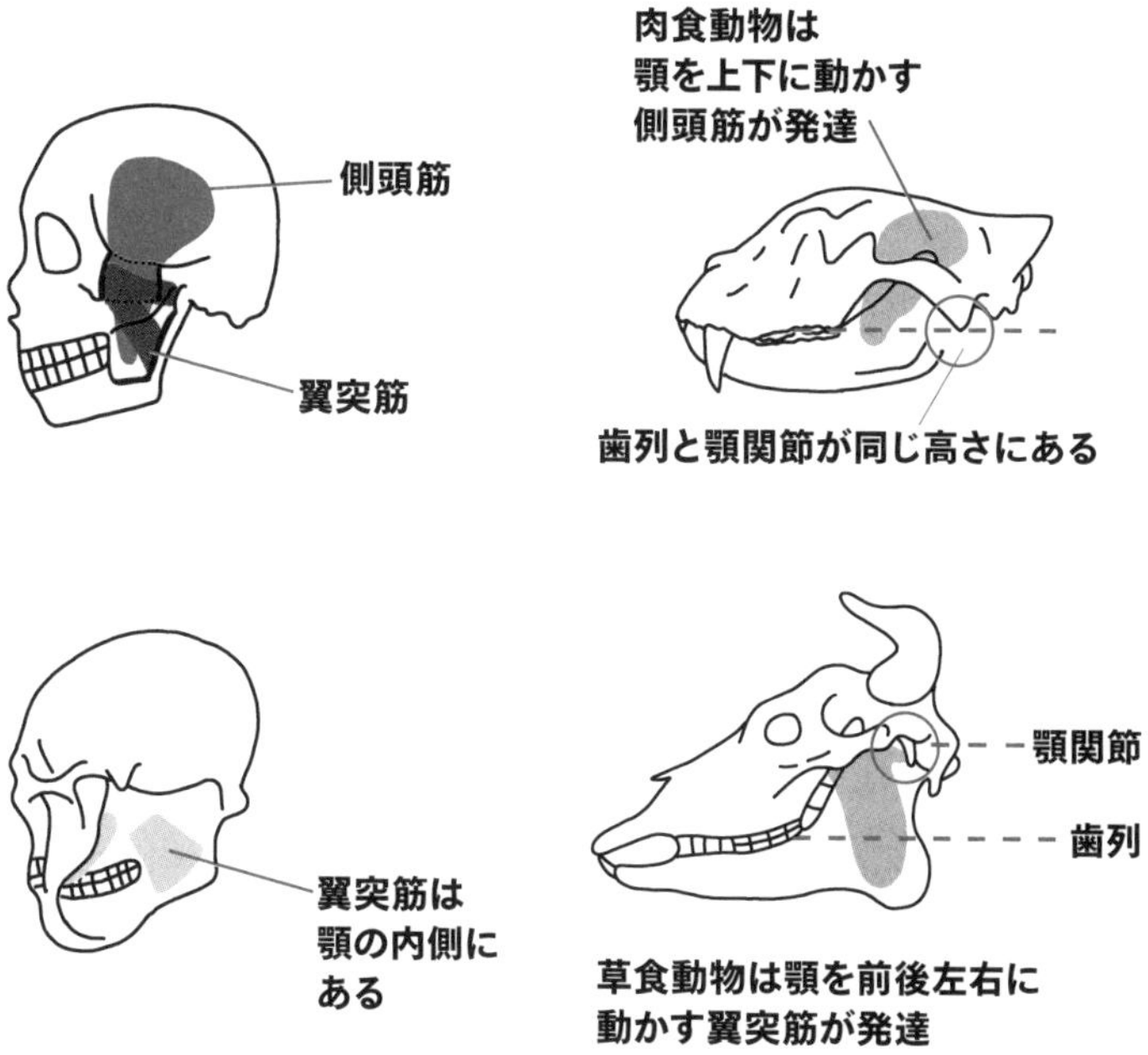
側頭筋
翼突筋
肉食動物は
顎を上下に動かす
側頭筋が発達
歯列と顎関節が同じ高さにある
翼突筋は
顎の内側に
ある
顎関節
歯列
草食動物は顎を前後左右に
動かす翼突筋が発達

ただ、人間は進化の過程で雑食動物になっていったわけで、四足歩行をしていた時代は肉食動物さながら獲物を刈り、生肉を食べていたことを考えると、歯の形状や顎の力も肉食動物のように鋭くとがっていたと言われています。その後、石器で細かくしてみたり、火で軟らかくすることを覚えたり、穀物などを取り入れるようになったことで、歯は小さく、咀嚼するための筋力も弱くなっていったのです。

それは内臓も同じで、肉食から雑食に移行するにつれて消化吸収もしやすくなったことから、胃腸もだいぶ小さくなっていったとされています。脳に関しても、大昔は噛む筋肉の方が発達していたため、残存する頭蓋骨などを見ても口の方が大きく脳は小さめだとされていました。しかし、二足歩行になり手が自由に使えるようになったことで、調理技術が進化して噛む力も抑えられたことから、現代人のように脳が大きくなって知能も発達したとされています。

以上のことから、生物の歯や顎の筋肉は、食べ物や咀嚼の変化に大きく関係していることが理解できるのではないでしょうか。さらに学術的な話をすると、モノを噛む歯の位置は、筋肉が記憶しています。

試しに、上の歯と下の歯を軽く噛み合わせて、下顎を左右前後、自由に動かしてみてください。もし、下顎を器用に動かせない場合は、「**咬合干渉**《こうごうかんしょう》」の疑いがあります。咬合干渉は、噛み合わせが安定しない原因にもなるのですが、これについては別途、説明する機会がありますので、ここでは下顎が自由に動く人体の構造について説明したいと思います。

人体に備わる200種類以上の骨の中で、宙に浮いている骨は、下顎の骨と舌骨の2つだけです。しかも下顎は、人体の中で唯一、2つの関節が同時に動く箇所です。それに、口を大きく開けるときには、関節が回転しつつ滑走するという複雑な動きをします。

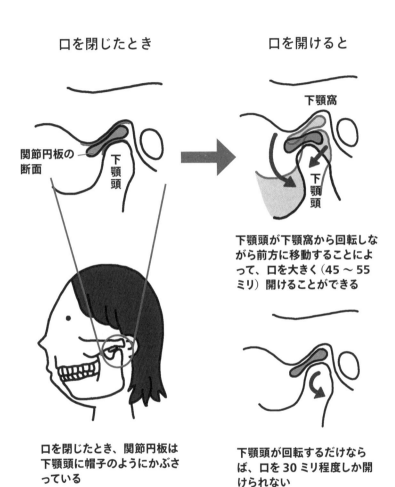

口を閉じたとき

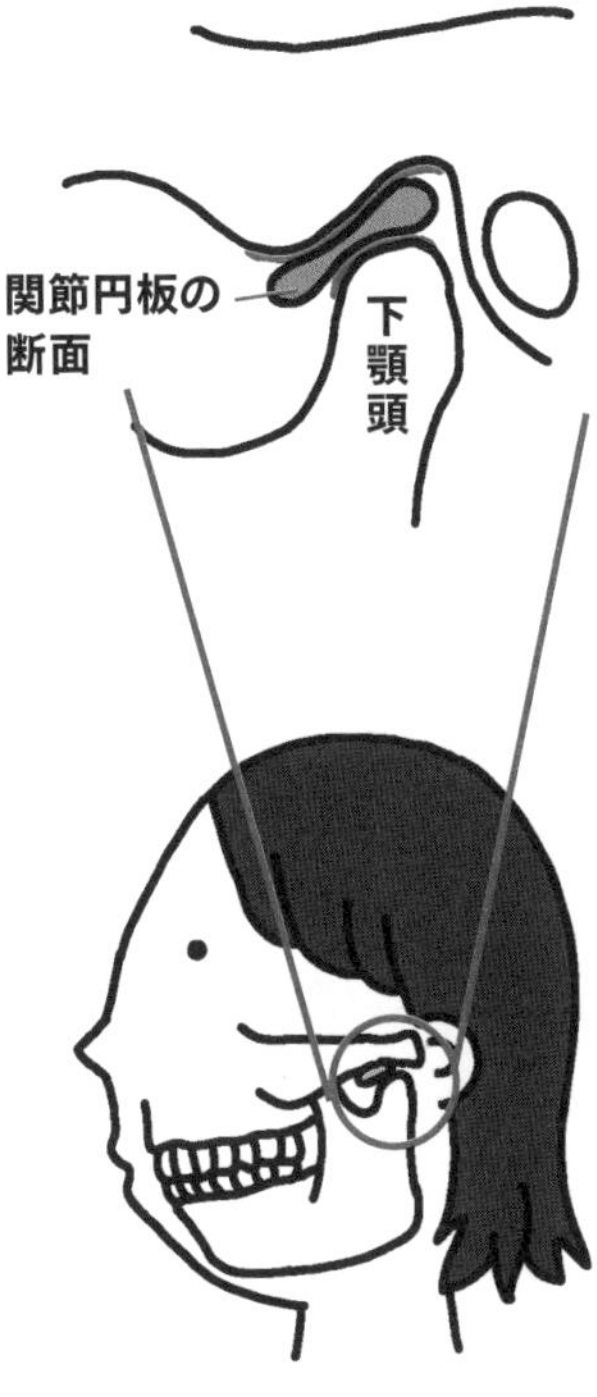

口を閉じたとき、関節円板は
下顎頭に帽子のようにかぶさ
っている

口を開けると

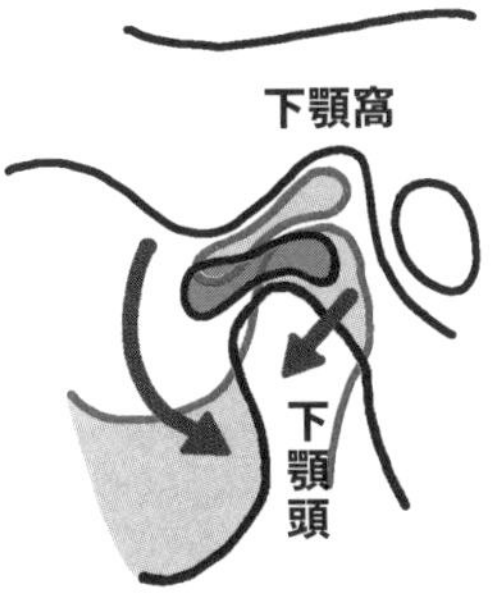

下顎頭が下顎窩から回転しな
がら前方に移動することによ
って、口を大きく（45 ～ 55
ミリ）開けることができる

下顎頭が回転するだけなら
ば、口を 30 ミリ程度しか開
けられない

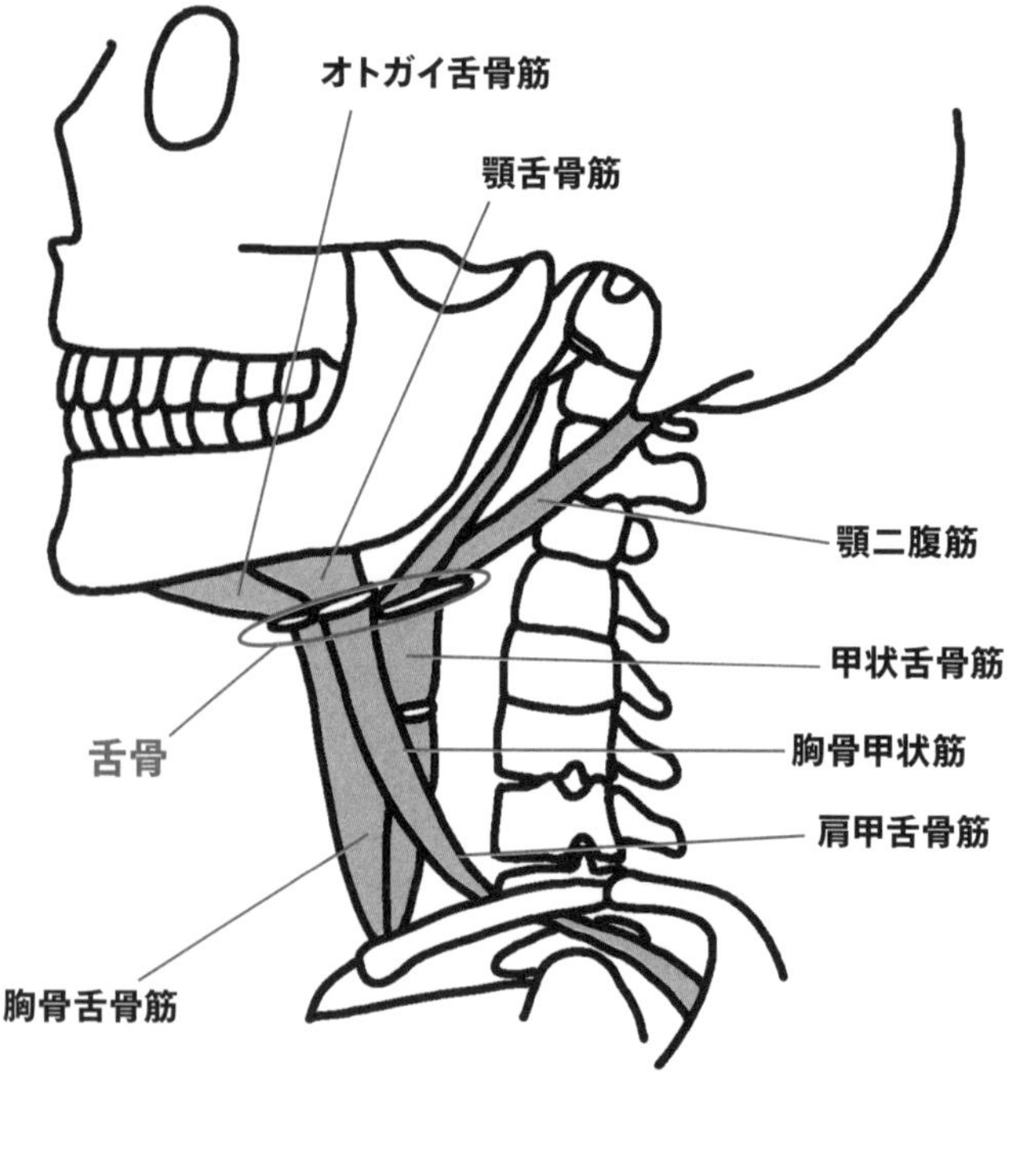

舌骨には隣接して支え合う他の骨がなく、宙ぶらりんの状態。それを支えるのが舌骨筋。

図のように下顎の骨は自由度が高いため、食べものを色々な箇所で噛むことができますし、発音にも有利な構造になっています。歯の役割を考えると、噛みやすい箇所、噛みにくい箇所はありますし、咀嚼しやすいある程度のパターンを筋肉が記憶し無意識下で動かしてくれるのです。これを、「**習慣性咬合位**《しゅうかんせいこうごうい》」と言います。

習慣性咬合位とは別に顎関節が最も安定した咬み位置のことを「**中心位**《ちゅうしんい》」といいます。多くの方は「中心位」と「習慣性咬合位」との間にズレがあります。

咬み合わせの調整などによりその２つを一致させるべきかについては専門家の中でも意見が分かれる点です。しかし「中心位」と「習慣性咬合位」を一致させることで、顎関節に負担がかかりにくい位置で咀嚼を行える状態の方が、噛み合わせに起因する様々な問題を予防、改善できるのではないかと考えています。

歯は「体の中に入れてはいけないモノ」を察知するセンサー

口腔内の感覚は、とても繊細です。髪の毛が1本入っただけでも異物と感じたり、あさりやはまぐりなど、貝類の料理で砂が混じっていたら、その違和感にすぐ気づくでしょう。これは口腔内の大事な機能の1つで、体の中に入ろうとする食べ物が身体に入れて良いものか、悪いものかをジャッジする最終関門の役割を果たしてくれています。さらには、鮮度や味覚、温度についても敏感ですから、新鮮なレタスやトマトを口にすれば、「シャキシャキしている」、「みずみずしい」など美味しさを感じるはずですし、スープを口にすれば、具材の風味を感じたり、熱い、冷たいといったこともわかります。

このような食感や温度感覚をつかさどる口腔内のセンサーの1つに、歯の根元と骨（歯《し》槽骨《そうこつ》）の間に存在する「**歯根膜《しこんまく》**」という部位があります。歯根膜は、歯と歯槽骨を強固に結びつけるほかにも触覚や痛覚、噛んだ時の硬さや感触、刺激などを感知して脳に伝えるセンサーのような働きをします。そして、食べ物を食べたときに歯に伝わる咬合力が直接、

歯周組織

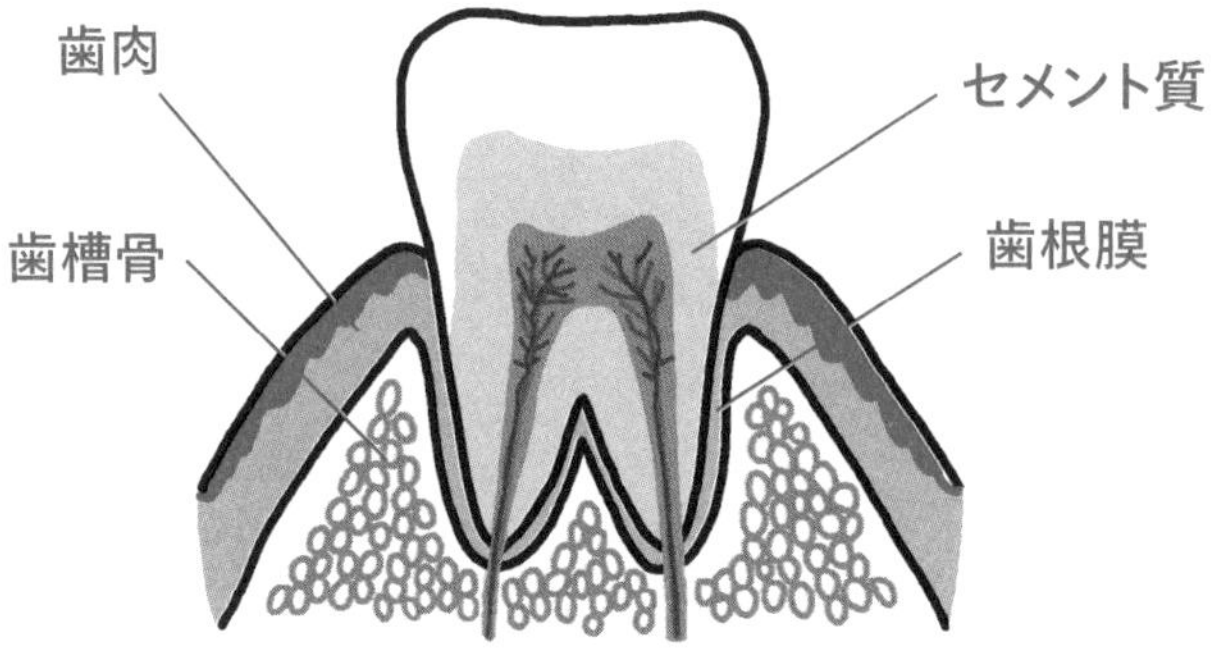

骨に伝わらないようにするため、ショックを吸収するハンモックのような役割もしてくれているのです。

どのくらい歯根膜の感覚が鋭敏かというと、わずか40㎛（マイクロメートル）＝0・04㎜の差異や大きさにも気づけると言われています。人間の髪の毛の太さが平均60～80㎛ですから、かなり小さなものでも察知できる機能が備わっています。私たち人間は、この歯根膜のお陰で体内に入れてはいけない害のありそうなものを避けられているのです。

ただ、もしも**歯を抜いた場合、歯根膜も一緒になくなってしまうため、センサーとしての機能が減少し、感覚も衰えてしまいます。**味覚というと、舌のみで感じ取るものだと誤解されることがありますが、人は食べ物の「歯触り」や「香り」、「見た目」などといった五感を使って総合的に「味」を感じています。

ですから、口の中が正常に機能しなければ、正常に味覚を感じにくくなります。

これが俗に言う、「入れ歯やインプラントにすると食感が変わってしまう」という現象の一因なのですが、このお話については次の項で詳しく解説しましょう。

「入れ歯」「インプラント」の美食家は〝味音痴〟!?

歯が悪い患者さんとお話ししていると、「昔みたいに歯を気にせず好きな物を食べられるようになりたい」と願う声をよく耳にします。健康なうちは気づかないことですが、歯が原因で好物を口にできなくなるなんて、想像しただけで悲しくなりますよね。特に、おせんべいなど堅い食感を好む人ほど、歯を失ってからの精神的ダメージが大きいように感じられます。

食感というと、グルメ番組などでもリポーターが視聴者に伝わるよう味を表現していますよね？　「ふわふわでとても美味しいです」、「さくさくした食感が癖になります」など、味を表現する際には、食べ物を歯で噛んだ時の感触＝歯触りを言葉にして伝えることが多いです。

ふわふわ、さくさくの他にも、もちもち、ぷるぷる、ほくほく、カリカリ、トロトロ、つるつる、ぬるぬる、パラパラ、とろける、しっとりなど、その表現だけで、具体的に味をイメージできるのではないでしょうか。これら以外にも、世の中にはたくさんのテクスチャー表現が存在します。言葉の種類が多いということは、それだけ人間には食感が備わっているということ。何より、総合的に美味しいか、美味しくないかを感じるという点では、この歯触りがものすごく大きな影響を与えているのです。

いくら最高級の素材で味は美味しくても、歯ごたえのある硬い大トロが、乾燥しきった酢飯の上に乗ったお寿司を食べて美味しいと感じる人はそうそういないでしょう。人間は歯触りが気持ちよくないと、本当に美味しいとは感じられない生き物なのです。

最初から咀嚼されているようなドロドロの物を舌に乗せても美味しいとは感じられないのに、歯で噛み砕いて唾液と混ぜ合わせることでさらなる美味しさを感じられる……。美味しいものって、人を笑顔に、幸せな気持ちにしますよね。

そんな**歯触りの正体こそが、前項にも出てきた「歯根膜《しこんまく》」の働きの1つ**なのです。先ほどもお伝えしたように、歯根膜は硬い物や害のありそうなものをセンサーのように感知する機能があります。また、歯触りの良いものに対しても敏感で、その情報を脳に伝達する役割も担っているのです。

人体の表面積からすると、口腔内の表面積は人体のおよそ1／10以下と言われています。それなのに、歯根膜が読み取る口腔内の情報は、脳内の1／3を占めているとされ、歯根膜には豊富な情報源があると共に、口腔ケアを行うことが、脳を広範囲にわたり刺激することにつながると論文でも発表されています（参考文献14）。

残念ながら、入れ歯やインプラントの歯には歯根膜はありません。ですから、食べ物を食べても歯触りを得られず、食感がわかりにくいことも、食事が楽しくなくなる要因の一つと言えます。

中でも困るのは、食に関係する職業に就いている方々です。患者さんの中には料理人の方もいらっしゃいますが、職業柄、味見などで食べ物を含む機会が多い割には通院が難しく、口腔ケアを怠ってしまった結果、晩年になり歯に悩まされている方がたくさんいます。歯周病や虫歯が悪化し、泣く泣く歯を失う方もいますが、それでも「インプラントや入歯を入れると味が分からなくなるから」と、歯を入れない選択をする方がいらっしゃいます。

とある研究結果によると、歯を失い歯根膜を失くしても、インプラントや入歯を入れれば、歯肉の粘膜が歯根膜のようなセンサーの働きを補うようになってくるという論文も発表されています（参考文献15）。しかしながら、インプラントや入れ歯の感度は歯根膜の1／10以下という数値ですから、天然の歯に比べたら、わずかな程度で完全に補ってくれるわけではありません。ですから、もし、インプラントを装着している美食家がいるとしたら、もしかすると味音痴（？）な美食家かもしれません。

良い歯科医師は「噛み合わせ」まで責任を持つ

歯を治療し、詰め物や被せ物を作る際には噛み合わせの調整が必要です。経験されたことのある方は記憶にあるかもしれませんが、口の中に付箋のような紙を入れて、「カチカチしてみてください」といった処置をしてもらったことがあるのではないでしょうか。

あの付箋のような紙は咬合紙といい、噛み合わせの具合を見るための紙で、詰め物や被せ物を入れた時の高さを調整する際に使用します。咬合紙によって治療した歯のみが着色するようであれば、詰め物や被せ物をした両隣の歯と高さの差があるというサインです。人は30㎛以内の誤差でなければ違和感を感じるとされていますから、その範囲を超えぬよう慎重に削る必要があります。

高さ以外にも、ケースによっては食べ物を左右どちらで噛むか、歯ぎしりや食いしばり、寝る時の向きやその人の癖、生活習慣などの動きも考慮する必要があるため、噛み合わせの調整には細心の注意がいります。

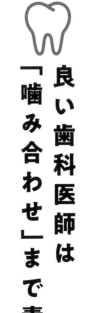

これは私たち歯科医師の技術だけでなく、詰め物や被せ物を作成する歯科技工士との共同作業でもあります。そういった意味では、経験と知識の豊富な腕の良い技工士と組むことも、開業医としての重要な任務の1つと言えるでしょう。

噛み合わせをクリニックで確認した時は大丈夫だと言われても、帰宅後1週間以上経過しても新しい詰め物や被せ物の噛み合わせに慣れず違和感を覚えるような場合は、我慢せず再受診してください。

歯を削り、詰め物や被せ物をした時点で人工的な噛み合わせになるわけですから、口腔内でも新たな噛み合わせに順応するため、関連する周囲の筋肉や関節などもそれに合わせた働きを努めようとします。しかし、いつまでもしっくりこず長期間にわたり不自然な噛み合わせを続けてしまえば、特定の歯に負担がかかったり顎関節症を起こしたり、顎の位置がずれてしまったりといったことにもなりかねません。

人体の構造上、一番上に頭があるため、頭を支えるために下の器官は順応しようとするわけですが、仮に顎がズレれば、首を支える頸椎もズレ、その歪みをそのまた下の器官で補うといったことが繰り返しおこなわれていきます。特に下顎は、宙ぶらりんの状態でぶら下がっている骨ですから、自由度が高い分、ある程度無理な噛み合わせでも適応できてしまうのです。結果、噛み合わせがおかしいまま放置することで、他の器官に負担がかかっていくのです。

「たかが噛み合わせ」と思うかもしれませんが、小さな違和感でも、それが長期間となると全身にまで影響を及ぼすことがあります。背骨や骨盤のゆがみ、肩こりや腰痛といった症状が、実は歯の噛み合わせが原因だったと疑うケースは往々にあるからです。

患者さんの中には、噛み合わせの違和感をどう説明していいのかわからないと言う方もいますが、後々のことを考えれば、早めに対応された方が良いと思われます。ぜひ遠慮なさらず、ご自分の表現で構いませんので気になることは何でも相談してみましょう。

患者さんの声に耳を傾けることも我々歯科医の義務であると私は考えます。

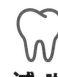

噛めないと老後の「食の楽しみ」が減ってしまう

あなたは将来、どのような老後を送りたいですか？

私も40歳を越え、10代、20代の頃とは明らかに違う体力の衰えを実感しています。仕事柄、高齢の方と接する機会も多いため、みなさんがどのような過ごし方をしているのかお聞きしていると、やはり筋力は衰え、足腰も弱くなり、海外旅行などの遠出もだんだん厳しくなると言います。また、持病などで生活に制限がかかり、生活範囲も狭まる上、娯楽も限られてくる……となると、みなさん最後に残る快楽は「美味しいものを食べること」だとおっしゃります。

1日3食として、３６５日で１０９５回も摂取する食事です。毎食とまでいかなくても、その季節の旬の味を堪能したり、自分の好きなメニューを食べたり、時には家族や友人と会食をしたりと、食に関する楽しみは誰しもがきっと持つものだと思います。

それなのに、歯の不調から食欲がわかない、むせやすい、食べこぼしが気になる、入れ歯が痛くて噛めないといった理由で食事を「楽しい」と思えなくなるなんて、考えたくもありません。せっかくお孫さんが「おじいちゃん、おばあちゃんも一緒にご飯に行きたい」と言ってくれたのに、子供や孫がステーキを美味しそうに頬張る横で、柔らかい物しか食べられなくてスープをすするだけでは、その場を楽しんでいるつもりでも、疎外感を感じるのではないでしょうか？

同年代の付き合いでもそうです。同窓会やコミュニティーといった交流の場で、自分だけ歯がなくて老け込んでしまったり、合わない入れ歯のせいで会話がままならなかったりしたら、決して面白くないはずです。理想としては、同年代の中でもいつまでも健康的で若々しい自分でありたいですよね。

ある調査によると、**年を重ねるとアクティブな交流より、食事を介する時間が増え、食事の占める割合が大きくなる**という結果が出ています。つまり、老後、より良い時間を過ごすためには美味しく食事を取れることが必須であり、気の置けない人たちと食事を共にし、心の充足感を得ることが人生の楽しみや生き甲斐になるのです。そのためには、美味しく食事を取るための「**歯**」が欠かせません。

よく、男性の患者さんで多いのが、定年まで仕事一筋で、家族と過ごす時間はおろか、自身の身体とも向き合うことなく、「歯は痛くなければいい」と長年ケアを怠ってきた方です。そして定年後、やっと時間にゆとりができクリニックに通院しても、既に歯はボロボロ。取り返しのつかないところまできているケースを見受けます。

先日も、同様のお悩みを持つ患者さんが来院されました。その方は、通院のきっかけを、「食事に誘われても入れ歯が痛く、食べるのに時間がかかってしまうため周囲のペースに合わせられなくなってしまった。結果、周囲との交流を避け、引きこもりがちになってきた」とおっしゃっていました。せっかく何十年も社会や家族のために頑張ってきて、やれ余生を楽しもうというときに食事や人付き合いが、歯が原因で楽しめないのではやるせないですよね。

また、70代で今も精力的に働いている別の患者さんでも、「入れ歯を入れてから、自分ではちゃんとしゃべれているつもりでも、相手に聞き返されることが多くなった」と落ち込んでいました。

入れ歯は、いくら精密にできていても本来、お口の中にはない「異物」です。違和感を持たないいくらいしっくりくる入れ歯であればいいですが、入れ歯が原因とする問題を抱える人はとても多いと感じます。

どんな老後が待ち受けているかは誰にもわかりませんが、せっかく楽しみにしていた定年後が、歯のせいでＱＯＬ（クオリティ オブライフ）が低下するなんて悲しすぎます。若い頃はそうした未来など想像できないかもしれませんが、大なり小なり誰もが老後の歯の問題に悩まされるもの。その時、少しでも負担が減るよう、若いうちから歯のケアに努めるしかありません。

人生100年時代を謳歌する鍵は、食べ物を美味しく感じられる「歯」と言っても過言ではないでしょう。

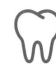

噛み合わせが〝メンタル〟にもダメージを与える

普段、食事をしている時に、「右で噛もう」、「次は左で噛もう」、「もう少しずらしてみようかな？　もっと強く噛んだらどうだろう？」。そんな風に、逐一、噛み合わせについて考えている人はほとんどいないでしょう。

けれど、噛めない、あるいは噛み合わせの調子が悪く、どこで噛めばいいのかわからないといった状態に陥ると、食事のたびに気になり、症状が改善しない限り意識の中に噛み合わせのことが残ります。そのせいで、半分ノイローゼのような状態になっている患者さんもいらっしゃいます。

なぜ、噛み合わせ1つでここまで頭を悩ませることになるのか？

本章では何度かお伝えしていますが、顎の関節は自由度が高いですから、意識的に動かすこともできれば、通常の食事時のような無意識な自律的運動も行えるため、所定の位置を探そうとすると答えが見つからず、出口のない迷路に迷い込んだような状態に陥るからなのです。どこで噛むのが正解か、食事の時もそればかり考え、不安に苛まれ続けるのです。

このような噛み合わせに由来する症状を総称して、「咬合病《こうごうびょう》」といいます。

冒頭でお伝えしたように、咬合病でクリニックに訪れる方の大半は、既に精神的にも参ってしまっている方が多いのです。「噛み合わせが悪い」、「どこで噛んだらいいかわからない」と初診で訴える患者さんの治療は注意が必要で、例え噛み合わせを調整してその日はスッキリされても、また数日後に訪れては、やれこの歯が高い、こっちも削れといった要望が出ることが往々にしてあります。下手に手を付ければ問題はより深刻化する恐れがありますから、大学病院など専門のクリニックを紹介するなど、患者さんにとって一番良い方法を共に模索することもあります。

噛み合わせが全くズレず100%整っている人はほとんどいませんから、咬合病は誰もがなりうる疾患とも言えます。逆に、噛み合わせにストレスを感じないのは、運が良いことかもしれません。また、もしも歯ではなく身体の一部、例えば右手の小指が負傷したとしたら、その分を他の指や左手で補うといったことも可能です。けれど歯は、替えが効かない上、毎日、食べ物を食べるたびに使います。食事のたびにストレスを感じれば、ジワジワとメンタルにも悪影響が及びます。そうなる前に、歯に違和感を覚えたら、まずは歯科医院を受診してください。

前歯に神経がない人はフランスパンを食べると折れてしまうことも

前歯に神経のない患者さんが、フランスパンやスルメイカを食べて前歯を折って来院するというケースが過去に何例もありました。前にもお話ししましたが、神経を取った歯は水分の抜けた枯れ木のように、衝撃に対して弱く割れやすい状態になります。フランスパンを噛む時に歯にかかる力は、およそ30キロとも言われます。たとえ神経を抜いていなくても、過去に治療したことのある歯は少なからず弱っている可能性が高いですから、強い力がかかることで欠けたり、折れたりしても不思議ではありません。**前歯の神経の無い歯がある方はフランスパンのような硬い食べ物を口にする際は、前歯で噛み切らない、あるいはちぎって食べやすい形状にしてから咀嚼するように心がけましょう。**

少し話は逸れますが、以前、前歯の噛み合わせが強く、奥歯の噛み合わせが弱い患者さんがいました。診察の際、「どんなことが気になりますか？」とお聞きしたところ、「奥歯が噛みあわず、テニスの時にうまく力が入りませんでした」というのです。一瞬、テニスと奥歯に何の関係があるのか考えてしまったのですが、あの王貞治さんは現役時代バッティングで力を込め過ぎて奥歯がボロボロになったという逸話があります。野球に限らず、どのスポーツでもパフォーマンスを発揮する際は歯に力を入れて噛み締めるもの。そう考えると、テニスでも奥歯が噛めないと力を込められないという患者さんの訴えは納得できます。

近年では、スポーツ選手はもちろん一般の方でもパフォーマンス向上のためにマウスピースを装着する方が増えています。歯の磨り減りを防いだり、舌や唇などを傷つけたりしないため、または噛みあわせを安定させて、身体の軸をブレないようにするためなど、幅広いスポーツで活用されています。

マウスピースは差し歯や入れ歯、インプラントなどが入っている方でも製作可能です。もし、ゴルフやテニスなど趣味に打ち込む際にうまく力が入らない場合は、マウスピースの装着を検討することで、症状が改善するかもしれません。

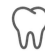

コラム　木製の差し歯を活用していた時代があった!?

日本における歯科の発祥は、１８６０年にアメリカ人であるウイリアム・クラーク・イーストレーキ博士が、初めて横浜市を訪れた時とされています。そして、イーストレーキ博士の2度目の来日となる１８６８年に、同市に診療所が開設。横浜市内には「我国西洋医学発祥の地」と記された碑と「歯の博物館」があります。

同博物館は、歯に関する資料が一堂に会する全国でも貴重な施設で、東洋の歯磨きのルーツなどを学ぶことができます。中でも、日本最古の義歯が展示されていることが有名で、江戸時代に作られた木製の義歯を見ることができます。当時の義歯は、木の仏像を彫る職人の仏師や能蔓師、根付師などが彫っていたそうです。私も初めて見た時はその精度の高さに驚いたのですが、仏師や能蔓師、根付師が作成したと聞けば、あの精巧な作りも頷けます。

それより少し前、アメリカではゴム製のスプリング着きの義歯が主流で、アメリカ初代大統領ジョージ・ワシントン（１７３２〜１７９９）も使用していたとされています。ワシントンは、歯科医ジョン・グリーンウッドに4回入れ歯を作ってもらっており、最初のものは鉛合金に蜜を塗り、上の歯は大鹿の牙、下の歯は人間の歯が埋め込まれたもので、重

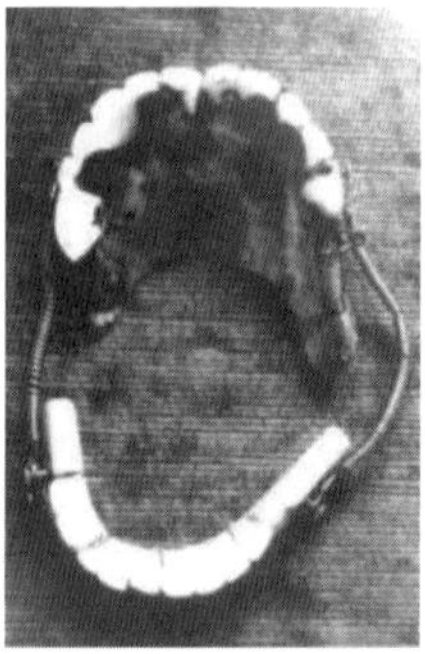

ジョージ・ワシントンの最後の入れ歯

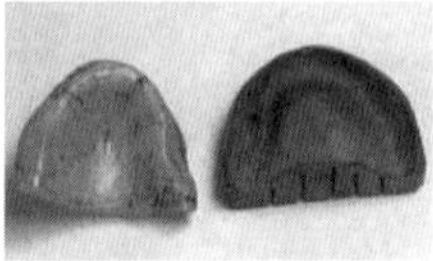

蜜蝋で取った型をもとに木床義歯を彫る

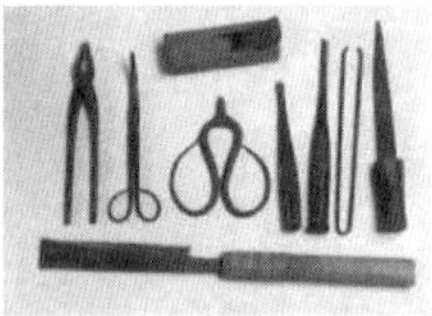

木床義歯の製作で使った道具

（新藤恵久氏提供　歯の博物館資料　より）

量は1・3キログラムもあったといいます。3回目に作成した入れ歯は、上は金の土台にカバの牙で作った歯が金のネジで取り付けられ、下の入れ歯はカバの骨で作られ、上下はスプリングで結ばれていたものだったそうです。

　スプリングで維持する入れ歯は、うっかりすると口から飛びだすため、しっかり噛んで口元を閉めておかなければなりませんでした。だからアメリカの1ドル紙幣に描かれたワシントンの口元は、入れ歯を噛んで緊張した口元になっている……という説や、入れ歯が合わないことが原因で、ワシントンの晩年は怒りっぽく、演説を避け人に会うのも嫌がったといった説が残されています。

　写真で比較していただくとよくわかりますが、18世紀の西欧と日本の入れ歯を見比べると、日本の木製義歯が、いかに世界に誇るものであったことが伺えるのではないでしょうか。

第4章

歯の痛みの
原因を知れば
人生が何倍も充実する

痛くても歯は抜いちゃダメ！安易に歯を抜いてはいけない理由

痛みは人の体を守るために必要な感覚ですが、歯の痛みの程度は人体が感じる痛みの中でもかなり上位にくるものだと言われています。歯科医院にいらっしゃる急患の方も、痛みに耐え切れず来院される方ばかりです。

中にはあまりの激痛に、「痛みがなくなるなら歯を抜いてください」と懇願する患者さんもいますが、簡単に歯や神経を抜くことはもちろんお勧めできません。なぜなら、患者さんが痛みを感じる歯に原因があるとは限らないからです。

というのも、歯の痛みが本当にひどくなると、痛みが分散されるため、上の歯が痛いと訴える患者さんでも、実は下の歯やその周囲に原因があるということがあるからです。

ですから、私たち歯科医は、患者さんの声を鵜呑みにせず、あらゆる可能性を考慮して診療にあたっています。患者さんの言う通りに処置を行うのは診断を放棄しているも同然です。患者さんの主張に耳を傾け、これまでどのような経過をたどってきたのか、問診もしっかりする必要があります。

患者さんの中には納得のいく治療を受けられず「歯科難民」状態となり、当院に辿り着くまでいくつもの歯科医院を渡り歩いたという方もいらっしゃいます。その患者さん曰く、削らなくてもいい歯を削ったり、抜かなくてもいい神経を抜いたりと、長年、無駄な治療を受け続け、「どこに行っても治らない」と悲観していたそうです。痛みを取り除き、根治させたいと願うのは患者も医師も同じですが、治療の舵取りは歯科医師がしっかり握らなければ、治るものも治らず歯にダメージを与える結果となってしまうでしょう。

痛む歯を抜いてしまうのは簡単ですが、１本でも歯を失うと、歯列が乱れたり、噛み合わせが悪くなったりと、次々と歯のトラブルに見舞われます。**仮に歯を削ったり、抜いたりしなくても解決する痛みであれば、無暗に治療しないのが一番**です。

歯科医院を選ぶ際は、できるだけ天然の歯を残そうとする提案をしてもらえるクリニックを判断基準の１つにしてみてはいかがでしょうか。

歯はどうして痛くなるの？

歯を食べるためだけの道具として考えると、痛くならない方がいいに決まっています。ですが、痛みがなければ不調のサインに気づくことはできません。痛みは人間が備える防衛機能の1つで、人間は痛みを感じることで危険を回避しようとします。

歯の表面のエナメル質は髪や爪と同じように痛みを感じることはありませんが、体の内部である歯の神経に虫歯が及ぶと「これ以上虫歯が進行すると体内に感染が及んでしまう」という危険信号として「痛み」というシグナルを出します。

本来、前述したように**口腔内は雑菌が多く、感染のリスクが高いのでいち早く危険を察知しないと骨髄炎や敗血症など体にとって重篤な感染症を引き起こす危険性があります。**

歯の神経の痛みが我慢できない程に痛むのは、生命維持のために最優先で解決すべき問題点だからなのかもしれません。

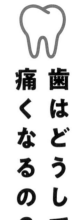

それを、頬が腫れるまで放置したり、神経が壊死して痛みを感じなくなるまで我慢したりしてしまうと、歯を失うことになったり、全身に菌が感染する（敗血症）などの、全身的疾患に移行することがあります。このような事態になってしまうと、治療にかける時間とお金、精神的な負担も大きくなりますから、人間ドック同様、定期的な歯のケアはこれからますます重要視されるべきだと思っています。

史実によると、虫歯治療ができなかった古代では、虫歯が進行して骨髄炎や敗血症といった生命に関わる感染症を引き起こすため、歯に穴が開いたり、痛み出したりした段階で抜歯していたと言います。当時は命をも失う病気として虫歯は恐れられていたからでしょう。

医療が進歩した現代では、虫歯が命にも関わる疾患であるとは捉えられてはいません。しかし、虫歯の症状や進行の仕方は古代から何ら変わっていないことを考えると、現代人はもう少し危機感を持ってもよいのではないかと思います。

「まだ痛みはないから大丈夫」ではなく、「**痛みが出てからでは遅い**」ということを、読者のみなさんはご理解いただけると幸いです。

治療をしても「歯が痛い」のは「噛み合わせ」が原因!?

新しい靴を買ったあとに、履き慣れるまで少し時間がかかった、なんて経験はないでしょうか。虫歯治療後の詰め物や被せ物に違和感を覚えるのも同じことです。何となく高さが合っていないような気がする、口をゆすいだらしみるような気がする……特に治療した直後は何かしら「**しっくりこない**」と感じるものです。

実際、歯を支える歯根膜《しこんまく》に今まで感じていなかった圧が加わることで、噛み合わせが高いと感じることはありますし、そもそも、これまではなかった物が口の中に存在するのですから、感覚的に違和感を覚えるのは当然です。また、虫歯を削った後、詰め物や被せ物をする前に、歯の表面に空気をかけて乾燥させたり薬剤で表面処理をすることで神経に刺激が加わり、それによる痛みから回復するまでに時間を要す場合もあります。

それでも、噛み合わせの違和感は一般的には2~3日あれば馴染むものです。ですから、詰め物や被せ物をした後、患者さんが違和感を感じられていても、噛み合わせを確認して異常がなければ、私は「1週間経っても違和感がある場合は教えてください」とお伝えしています。

その際、患者さんから、「違和感があるからもう少し調整してほしい」とお願いされることもあります。しかし、前項でもお伝えしたように、患者さんの意見に盲目的に従い、根拠のない処置を行うことで、結局長期的に患者さんの不利益になることがあるため、ある程度の期間は慣れるまで様子を見てもらっています。

もちろん1~2週間経っても症状が変わらなかった際には、再度、噛み合わせを確認し、必要であれば調整を行います（一般的に30㎛以上の誤差があれば、噛み合わせに異常を自覚すると言われています）。

高さに問題が無いのに違和感があるとしたら、次に疑うのは「咬合干渉」です。咬合干渉とは食事中や睡眠時の歯軋りなどで顎が様々な方向に動く際に、本来当たるべきでない歯が当たってしまう噛み合わせの状態を指します。咬合干渉が起こることで、歯根膜にダメージが蓄積して、噛むと痛みを感じたり、それが巡り巡って歯の神経にまで影響が出ることもあります。

もともと歯を支えている歯根膜と歯の神経は根っこの方でつながっているため、歯根膜に炎症が起こると歯の神経まで炎症が波及し、それにより知覚過敏などの神経の痛みに発展するのです。そのまま放置すれば、自然に治癒する範疇を超えて状態が悪化し、最終的には神経を取らないと痛みが改善しないような事態にもなることがあります。

ですから、詰め物や被せ物をした後、あるいは他の治療においても、1週間経っても症状が落ち着いてこない場合は歯科医院に連絡し、再度診察してもらった方が良いかもしれません。

またいくら治療や調整をしても、上の歯の痛みの原因が治まらない原因として、**副鼻腔炎**《ふくびくうえん》という疾患の可能性があります。

鼻の周囲には上顎洞《じょうがくどう》、篩骨洞《しこつどう》、前頭洞《ぜんとうどう》、蝶形骨洞《ちょうけいこつどう》と呼ばれる4つの空洞（副鼻腔）があり、この部位の内面の粘膜が感染して炎症を起こしたものが副鼻腔炎です。副鼻腔は上奥歯の歯の根に近く、副鼻腔炎になると上顎の奥歯が痛くなることがあるため、虫歯を疑い、歯科を受診される方が時々いらっしゃいます。

歯科的な問題が無いにもかかわらず、上の奥歯が痛むという場合には、副鼻腔炎の疑いがあることをお知らせし、まず耳鼻科での診察をご案内しています。

副鼻腔とは、頬、額、目の周りの骨の空洞部分のこと

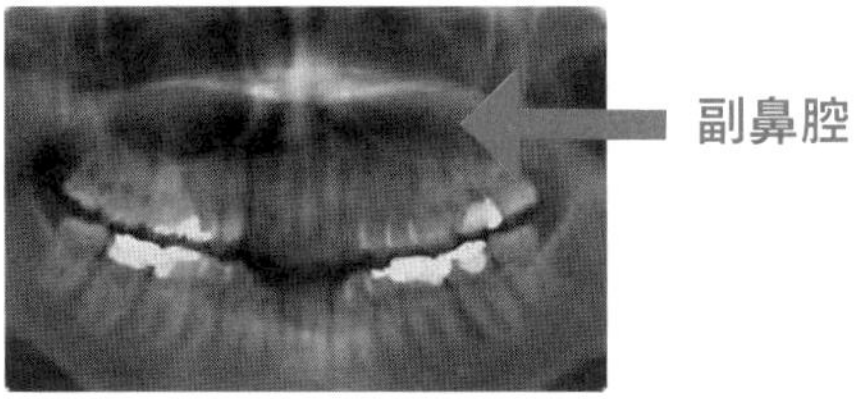

慢性副鼻腔炎の主な症状

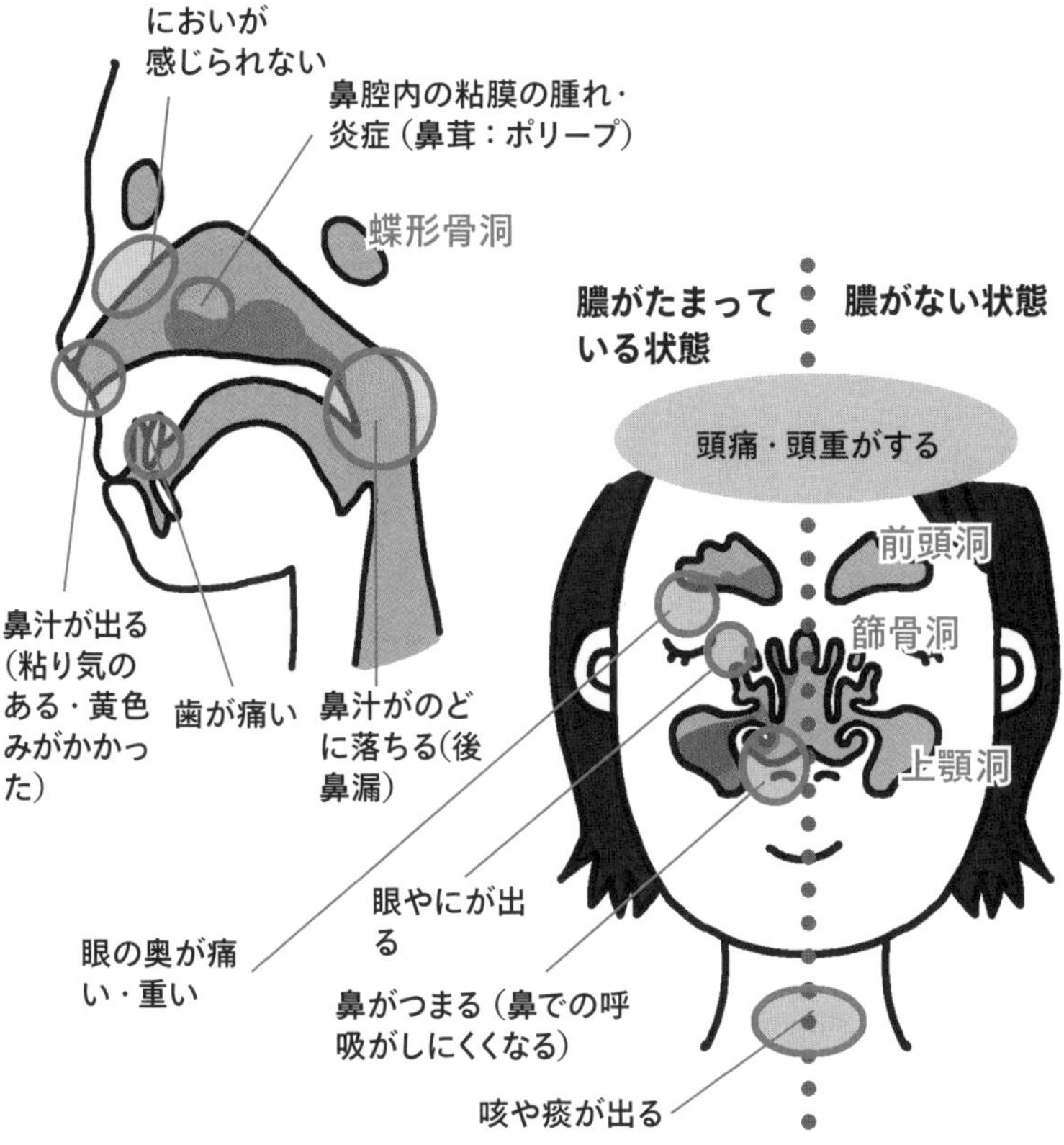

知覚の誤作動で歯が痛い！「非歯原性疼痛」という幻の痛み

歯の痛みのほとんどは、歯の神経もしくは歯周組織に起因します。けれど、まれに周囲組織（顔面周囲の神経や筋肉、唾液腺等）に起因して痛みが生じるケースがあります。前項の最後に紹介した副鼻腔炎の例が正にそうですが、これら歯以外の原因で生じる痛みを、「**非《ひ》歯《し》原性《げんせい》疼痛《とうつう》**」と呼びます。

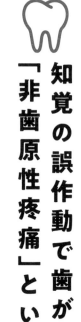

非歯原性疼痛は、さまざまな原因により痛みが生じ、特に神経が原因である場合、診断が非常に難しいことがあります。稀なケースではあるものの、歯科領域の痛みに関しては非歯原性疼痛も視野に入れて診察にあたる必要があり、少しでも疑わしい場合はいくら痛みがひどくても、安易に神経を取ったり、歯を抜いたりということはお勧めしません。

その一方、臨床でよくあるケースとしては、歯の中に細菌が入り、炎症が起きているにもかかわらず歯の痛みを我慢し、脳への痛みの神経回路をずっと刺激し続けた結果、治療によって治った後も知覚の誤作動を起こして痛みを感じ続けてしまうという場合もあります。

ですから、治療をして炎症がなくなったのに痛みが続くという時は、「知覚の誤作動」と「非歯原性疼痛」の２つの可能性を考慮し、必要であれば大学病院などの専門医療機関にご紹介するケースもあります。

「病は気から」と言われるように、〝他の物事に集中すると痛みを忘れる〟、〝痛みがあまり気にならない〟という人がいる一方、痛みにこだわりがちなデリケートなタイプの人もいます。そのような方は、１日中常に痛みを意識することで、痛みの神経伝達を強化し続けて、結果症状の改善まで非常に時間がかかる傾向にあると感じます。

このように、「痛み」の診断や治療がなかなか難しいのは、神経や心の問題に関わってくることも多いからです。歯科医でありながらカウンセラーのごとく、患者さんのお話をよく聞き、コミュニケーションを図ることにより精神的に安心していただくことで、症状が緩和したというケースは何例もあります。無論、メンタル面は私の専門外ですから、耳鼻科と同様、心療内科など他科との連携を図りながら、患者さんにとって適切な治療法を模索するのも歯科医の仕事と言えるでしょう。

その痛み、TCH(Tooth Contacting Habit)が原因かも？

歯の痛みの原因が「虫歯」でもなければ「歯周病」でもない、となるとその痛みは「噛み合わせ」が原因かもしれません。昔から強い力がかかる「歯ぎしり」や「くいしばり」、「かみしめ」といった癖は、歯を失う「悪習癖」として歯科界では広く認知されております。

その一方、近年では上下の歯が触れるくらいの弱い力でも、長時間そのような状態を続けることで噛み締め続けるだけで歯にとって害を及ぼす可能性が高いということが分かってきました。

歯科の専門用語では、このような**長時間歯を接触させる癖**をＴＣＨ（Tooth Contacting Habit）と呼びます。

安静時、つまり深呼吸をした時のようにリラックスして力が抜けた状態では、唇を閉じていても、上下の歯は自然と2～3㎜離れています。これが正常な状態なのです。通常、上下の歯が接触するのは、食べものを咬み砕く時や発声の時、あるいは食べ物などを飲み込む時ぐらいです。その際に接触する合計時間は1日あたり、トータル20分前後が平均と言われています。それ以上長い時間、上下の歯が接触する場合、例え数十グラムの弱い力でも歯や歯の周囲組織、顎の関節に負担がかかり、不調をきたすことがあるのです。

「たった数十グラムで⁉」と思うかもしれませんが、小さな力を持続的にかけることが歯にどれほどの影響をきたすのか、歯列矯正を例に挙げてみると分かりやすいでしょう。

ご存知の方も多いかと思いますが歯列矯正とは、出っ歯や受け口、でこぼこの前歯などの「不正咬合」とよばれる歯並びや噛み合わせを、矯正装置を使って歯を動かして改善していく治療法です。矯正装置には、ワイヤーを用いて数十グラムから百グラム前後の弱い力で歯を動かしていきます。人間の歯は、それくらい弱い力でも長時間かけ続けることで、ダイナミックに動かすことができてしまうのです。

歯は、強い力でも一瞬ではびくともしません。しかし、その逆に弱くても、長時間持続的な力がかかることで歯が動いてしまったり周囲組織の異常をきたしてしまうことがあるのです。その原理を治療目的で利用したのが歯列矯正ですが、ＴＣＨがあると歯にとっては不都合な現象が起きてくる危険性があります。

具体的には、顎の関節への負担の増加、歯や歯周組織の傷害（知覚過敏、破折、修復物の破損など）につながり、痛みを伴うことも多いです。歯に継続的な力が加わり続けると、まずは歯根膜や歯肉が圧迫され、血行不良や炎症反応などが起こります。これが痛みや知覚過敏や噛み合わせの違和感につながると考えられており、噛むときに痛むような「咬合痛」も典型的な症状の1つです。

ＴＣＨがあるからといって、必ずこのような症状が出るわけではありません。しかしながら、加齢とともに周囲の組織が衰えていくに従って不快症状に繋がる可能性がある癖なので、若いうちからご自身でＴＣＨが無いかチェックするのは有益です。

ＴＣＨは、疲れやストレスのほか、一人黙々と取り組む作業中に現れることが多いとされています。例えば、車の運転や家事、受験勉強やPC作業、ゲームなど、何か一つの物事に意識が向いている時に、無意識に歯を噛み締めている場合があります。

ある調査によれば、1日2時間以上モニターを見ながら作業する人は、モニター作業をほとんどしない人と比べると顎関節症が起きる確率は約2倍も違うそうです（参考文献16）。これはモニターを使う作業中にＴＣＨをしやすいことと大いに関係があると考えられます。仕事でPC作業が多いという方、あるいは常日頃からスマホやタブレットに熱中するあまり時間が経つのも忘れてしまうという方は、ＴＣＨの症状がないか確かめてみた方が良いでしょう。

また、別のよくある要因として、家庭での躾《しつけ》が影響していることもあります。ポカンと口を開けているお子さんを見て、大人が「口を閉じなさい」と口が酸っぱくなるほど言い続けた結果、反射的に唇を閉じると歯も噛み合わせるようになってしまうということがあります。

外見からは、唇を閉じた状態で歯を噛んでいるかどうかまでは見て取れませんから、唇を閉じると同時に歯も噛み合わせた状態になっていないか、小さいお子さんには特に注意してあげましょう。

元々ＴＣＨがなくても、受験勉強や仕事のストレスなど何かの折に噛み締める時間が長くなった結果、それが習慣化されてＴＣＨが習慣化してしまう方も多くいらっしゃいます。

誰しもがＴＣＨになる可能性があることを自覚して、時折、確認のためにも次項のＴＣＨチェックを実施してみてはいかがでしょうか。

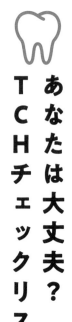

あなたは大丈夫？ TCHチェックリスト

ＴＣＨは自覚のない場合がほとんどです。
あなたもぜひこの機会に、ＴＣＨチェックをしてみましょう。

【TCHチェックリスト】

□肩や首がいつも凝っている
□舌の側面に歯の跡がついて凸凹している
□歯の治療中に長い間口を開けているのが辛い
□PCやスマホを見ている時間が長い
□顔のエラが張っている

いかがでしたか？　一つでも当てはまれば、あなたもＴＣＨがあるかもしれません。

他にも、次のような方法で確認ができます。ぜひ、こちらもトライしてみましょう。

【TCH確認テスト】
①姿勢を正しくして、目を閉じてください。
②次に、唇を閉じてみましょう。
その際、上下の歯を合わせないよう、わずかに離してみてください。
③この状態で、3分間様子をみましょう。

3分間楽に状態を保てるのであれば、TCHの疑いは少ないでしょう。けれど、1分でも続けるのが困難という方は、TCHの可能性が高いかもしれません。何とか3分もつけれど、歯を合わせた方が楽という方も注意が必要です。

もし**TCHと気づいたら、歯の接触時間を減らすことが大切**です。起きている時は、肩や首周りの力を抜いて「歯が離れた状態」を保つことを意識しましょう。特に、集中して物事に取り組んでいたり、緊張していたり、意識が別の物事に向いているときほど歯の接触を忘れがちですので、意識的に注意してみてください。

TCHは習慣化された癖です。たとえTCHがあっても、唇を閉じても歯を離すことを新たな習慣に変えていきましょう。

コラム　昔、虫歯は抜くしかなかった

現代歯科医療では局所麻酔や鎮痛剤が使われるため、皆さんが抱いているイメージほど「歯科治療は痛くて怖い」ものではなくなってきています。しかし、歯科医療がない大昔は、歯の痛みはもとより、治療となれば耐え難い悲惨な苦しみがあったと推測されます。

歯科治療は時代とともに変遷してきましたが、まだ西洋歯学が発達する前は、歯が痛くなると悪霊がとりついたと信じ、僧侶や陰陽師、祈祷師がまじないや祈祷をしていたと言います。けれど、虫歯がそんなことで治るわけがないため、最終的には一般の人が無理やり歯を抜いていました。

そして江戸時代になり入れ歯が誕生しますが、木の仏像を彫る職人の仏師や能蔓師、根付師が入れ歯作りをしていたとされ、抜歯をするのも仏師、時には床屋さんが行っていたと言います。

当時は麻酔などありませんから、人が羽交い絞めで押さえ無理やり口を開けさせてペンチで歯を引っこ抜くなど、かなり壮絶な光景でした。同じ頃、西洋でも同様の荒治療を行っていましたが、それは治療というよりも、大道芸人がお客さんを集めるための見世物として、文化の一環として行っていたと記録されています。

やがて１８４６年にアメリカの歯科医が初めて全身麻酔で歯を抜き、１９２０年代位に局所麻酔が開発され、今日のように部分的に麻酔を効かせて歯を抜く文化が生まれました。

また、これは余談になりますが、砂糖が精製され、穀物や炭水化物といった糖質を摂取できるようになった中世の時代に、虫歯や歯周病が大流行したと言います。当時は抜歯するという考えがなかったため、薬草を染みこませたものを詰めるなど、民間療法的な治療が多かったそうです。

現代においても、アメリカでは中流階級以上のお金持ちしか高度な歯の治療を受けることができません。医療費が高く歯科治療を受けられる人たちはごく一部だからです。貧困層の人たちは、虫歯を放置するしかなく、感染症で命を落としたり、本来は残せるような歯も抜くしかない状況です。医療は進歩しても、貧富の差で生死がわかれる……現代でもそういった課題を抱えている先進国もあることを思うと、かかろうと思えば歯科を受診できる日本に生まれた私たちは、とても恵まれた環境にあるのです。

第5章

1分でできる「噛むだけ健康法」

「たくあん」を噛み切れますか？

第4章までは咀嚼や噛み合わせの重要性、健康に与える影響について主に解説してきました。生涯にわたり、いかに自分の歯で噛めることが大切か、改めて考えるきっかけになったのではないでしょうか。

そこで第5章では、あなたの現在の歯の状況を確認するための測定法や改善方法をご紹介します。現在、歯の痛みや違和感といった自覚症状のない人でも、虫歯や歯周病の進行、噛み合わせの不調がある場合もありますから、この機会にぜひご自分の歯の状況を確認してみてください。

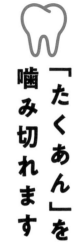

【咀嚼能力の評価法】

次のランクＡ～Ｅの食べ物、あなたはどこまで咀嚼できますか？

ランクＡ：プリンや豆腐
ランクＢ：ソーセージ、ハンバーグ、コロッケ、白米
ランクＣ：ビスケット、きゅうり、りんご
ランクＤ：豚肉（薄くしたもの）、イカの刺身、白菜の漬物
ランクＥ：たくあん、フランスパン、ピーナッツ、酢だこ

いかがでしたか？

「最近、お肉が噛み切れなくなってきたな」、「たくあんなんてずいぶん食べてないな」など、ご覧になって思い当たる節がある人は注意が必要です。普段の食事を思い返してみて、他にも食べられなくなってきている食材はないか、確認してみましょう。

実は右記のＡ～Ｅは、総入れ歯の咀嚼能力の測定方法として活用されている食物の分類です。具体的には入れ歯を新しく作ったら、まずはランクＡの食材が食べられるように訓練、調整し、その後ランクＢへ。ランクＢの食材が食べられるようになったらランクＣの食材にチャレンジといった具合に、新しい入れ歯を慣らして食べられる物を増やしていくといった咀嚼トレーニングの指標としても利用されています。

さて、A～Eを見ていただき、もし食べられない食材が出てきている場合は、歯の治療だけでなく噛む筋肉、舌の動きや嚥下能力、口腔周囲の筋肉が弱くなっている可能性があります。硬い物を噛めない状態が長く続くと筋力は自然と落ちていきますから、**うまく食べられない物がある方は時々「噛む」ことを意識して、ランクの低い柔らかいものから挑戦し、徐々に硬い物へと移行しながら咀嚼してみましょう。**

これら以外にも、市販のピーナッツなどで咀嚼能力をチェックする方法もあります。日本補綴歯科学会で定義されている「咀嚼機能検査」では、咀嚼試料より直接判定する方法と、咀嚼に関与するほかの要素より間接的に測定する方法に大別されています。

前者の直接的検査法では、咀嚼試料ピーナッツ（3g）を20回咀嚼し、咀嚼された咀嚼試料の粉砕状況、食塊形成を観察する咀嚼能率測定を行なったり、咀嚼試料グミゼリーにて咀嚼回数を規定した咀嚼能率測定を行ったりします。

後者の間接的検査法では、咀嚼時の下顎運動や筋活動から判定したり、咬合接触状態や咬合力を分析します。クリニックによっては、センサーのようなものを噛み、噛む力の強さや分布を判断するテストを行っているところもあるので、通われているクリニックに相談してみるといいかもしれません。

また、ＵＨＡ味覚糖株式会社から咀嚼能力測定用グミゼリーが販売されており、グミゼリーを30回咀嚼した結果、グミの咬断片がどれだけ細かくできたかを10段階で判定することができます。株式会社オーラルケアからも、キシリトール咀嚼チェックガムが販売されていて、義歯の調整時や噛み合わせ、咀嚼能力の確認に用いる方法もあります。

この機会に、ぜひみなさんもご自身の咀嚼能力を確かめてみてはいかがでしょうか。

ガムによる咀嚼筋トレーニング習慣「ガムトレーニング」

右の歯と左の歯、普段あなたはどちらの歯で噛むことが多いですか？　痛みや不具合がない限り、右か左かを意識して食べ物を噛むことはあまりないかもしれません。ただ、左右どちらで噛んでいるか問われると、右側ばかり、左側ばかりで噛んでいる偏咀嚼《へんそしゃく》の癖に気付くという方は、案外多くいるものです。

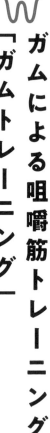

ある時、右の奥歯３本が入れ歯の患者さんに、同じ質問をしたことがあります。すると、「そういえば、左側ばかりで噛んでいました」と、左側の自分の歯だけで噛む癖が付いていたことがわかりました。そこで、「これからはできるだけ入れ歯の入った右側でも噛んでみてください」とお伝えしたところ、次回の来院時に、入れ歯の歯がすり減っていていたため「右側では全く噛めなかった」と、初めて入れ歯の不自由さを感じたと言うのです。

義歯は、ご自身の歯に比べると噛む力が弱くなったり噛み心地を味わいにくくなる傾向があるために、義歯とご自身の歯が混在している患者さんの多くが、入れ歯を入れていない方の歯で噛む習慣ができやすいように思われます。そうすると、噛まない習慣がついた側の筋力が低下し、咀嚼する動きそのものも不慣れになってしまいます。咀嚼が不慣れになれば、余計に使わなくなるため、どんどん筋力は低下するばかり……そしてさらに噛まなくなるという悪循環を招きます。

そんな偏咀嚼の改善に有効なのが、「**ガムトレーニング**」です。

市販のキシリトールガム、できればショ糖や果糖、ブドウ糖など、虫歯の原因となる糖類が含まれていないものを選びましょう（100%キシリトールのガムは歯科医院で取り扱っています）

やり方はキシリトールガムを2～3粒口に入れ、使い慣れていない側でよく噛みます。まずは1分からチャレンジ。続けられる場合は5分くらいずつ延ばしていき、最長30分を目安に噛んでみてください。

筋トレと同じで、少しずつ回数を重ねることで筋力は鍛えられていきます。ただ、無理にやりすぎると顎が痛くなることもあるので、まずは1日1～3回を目安に取り組むことをおすすめします。

注意点としては、ガムを惰性で何時間でも噛み続けないことです。たくさん噛むと脳にいいといった説もありますが、何事も過度は禁物です。惰性でずっと噛んでいると、無意識のうちに噛み慣れた方ばかりで噛み続ける傾向がありますし、食事の時以外に咬筋が働き続けることが原因で、寝ている時の食いしばりが強くなる可能性があると言われています。

ガムトレーニングは筋トレと同じですから、筋力が低下した側面の筋力を回復し、咀嚼力を戻すことを意識して行ってみてください。最初はスムーズに動かないかもしれませんが、継続して行うことで、噛み慣れ、顎もスムーズに動いてくるでしょう。

ガムを上顎側に押し付けて10回潰す

ここで、**大きく息を吸い、深呼吸をしてリラックスしてみてください。**

今、目で文字を追っているあなたの舌は、お口の中のどの位置にありますか？

舌の位置は人と見比べることもなく、親御さんや先生からも、「舌はここに置きなさい！」などと教えられたこともないのではないでしょうか。噛み癖同様、舌がどこの位置にあるのかを気にしたことがないという方はとても多いです。

実は舌には、本来おさまるべき正位置があります。

次ページの図を参照していただくとわかりやすいのですが、舌の先が上顎に触れている状態が正位置です。

舌が下がっている　　　　適切な舌の位置

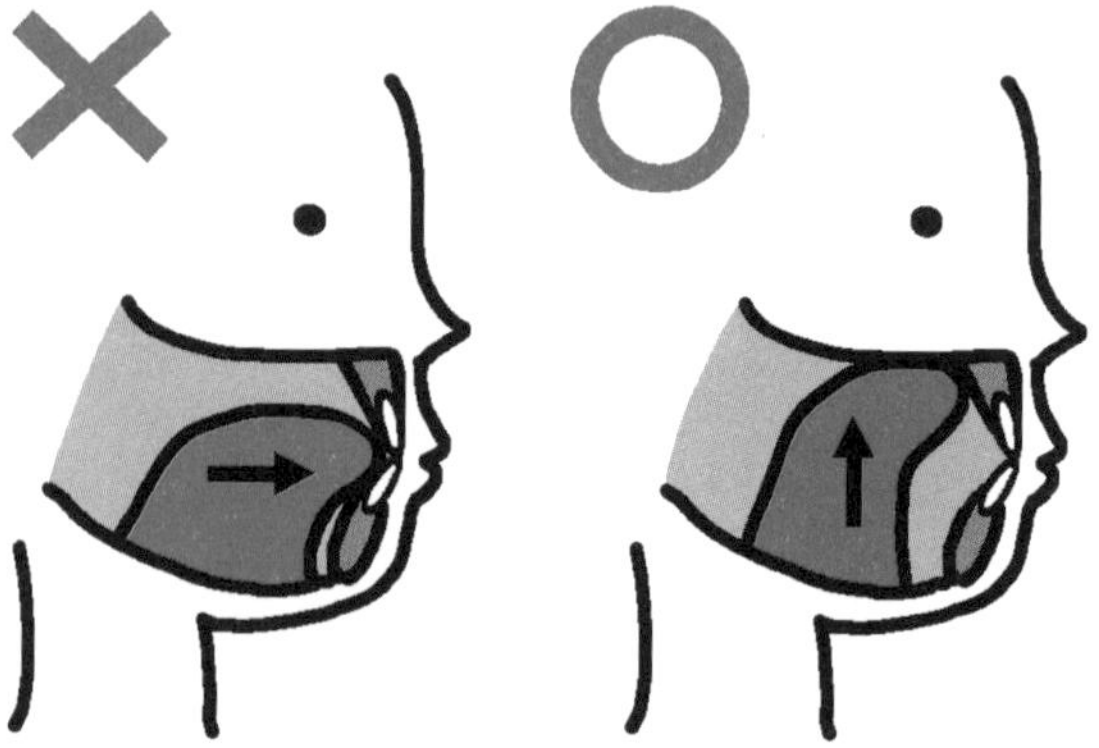

ぴったり上にくっつけるのが大事

舌先が上の前歯の裏側かつ、
舌全体が上顎に付いている状態

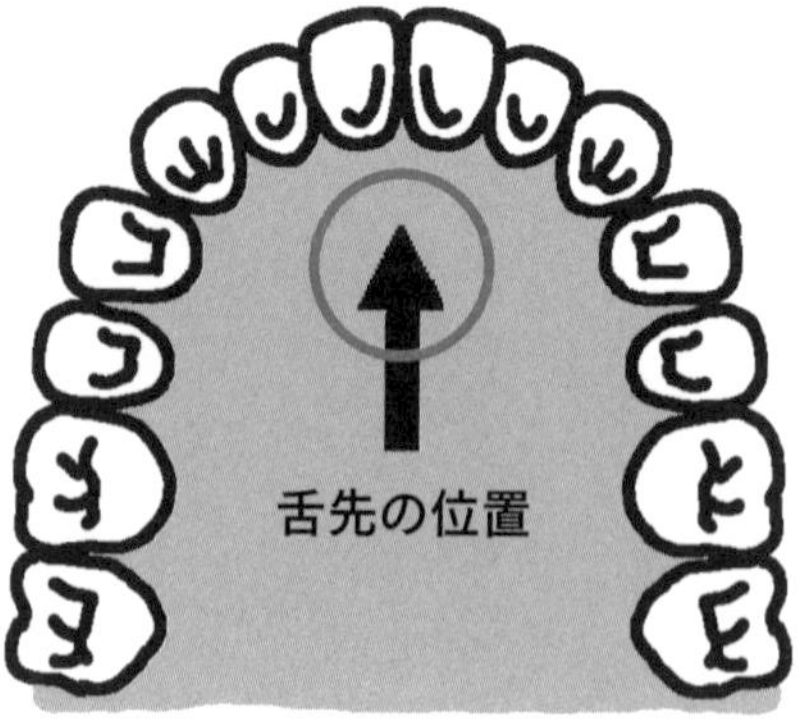

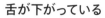

舌が前歯に触れているように見えるかもしれませんが、前歯に触れてはなりません。**前歯の根元近くにある膨らみ（図の丸印）＝〝スポットポジション〟と呼ばれる場所に舌先を当てて、舌を持ち上げた状態が正しい位置**です。

もし、下の前歯の裏に舌先が触れていたら、それは定位置よりも低い位置に舌が下がっている状態を指し、「低位舌《ていいぜつ》」と呼びます。これは舌の筋力が不十分だったり衰えたりすることが原因の一つと言われます。

また、口呼吸が癖になっている方も低位舌になりやすいです。

試しに口で呼吸してみるとお分かりになると思いますが、舌は自然と下の歯の辺りまで下がってくると思います。

注意が必要なのは、子供の頃からの鼻炎を放置したせいで鼻呼吸ができずに口呼吸、そして低位舌になってしまうケースです。

詳細は割愛しますが、歯が生えてきて正しい位置に並ぶためには舌や頬、唇など周囲の筋肉がバランス良く働いている必要があります。

つまり、低位舌で舌が正常に機能していないことで、歯並びが悪くなる可能性があるために早い段階で口呼吸を改善し、正しい舌位を覚えさせた方が良いと考えられます。

正しい舌位が身につけば、口呼吸や口をポカンと開ける〝お口ぽかん〟も防げますから、低位舌の方は、ぜひ**スポットに舌先を当てるトレーニング**をしてみましょう。

やり方は前項同様、トレーニングではキシリトールガムを使用します。キシリトールガムを噛みほぐして、ある程度、柔らかくなったら、舌の上で丸めてスポットにガムを押し広げてください。そして最後は、ガムをベロに押し付けたまま、唾液を飲み込みましょう。まずは1分間2〜3セット。慣れたら1日10回くらいできると理想です。

最初は違和感があるかもしれませんが、回数を重ねることで、舌を正位置に持っていく動きは身に付きます。スポットに舌先を押し付けることで筋力を鍛える効果もありますから、毎日続ければ、数か月と経たないうちに習慣化されるはずです。

「あ・い・う・べ」の発声で「咀嚼筋ストレッチ」をしよう

前項までのガムトレは舌のポジションの改善、筋力を鍛える訓練に特化しているものでした。

次に本項では、口呼吸を鼻呼吸に改善したり、舌の筋力を高めるトレーニングで有名な**「あいうべ体操」**をご紹介します(みらいクリニック院長内科医　今井一彰先生ご考案)。誰でもできる体操なので、こちらもぜひ実践してみましょう。

【あいうべ体操】

①「あー」と口を大きく開く

②「いー」と口を大きく横に広げる

③「うー」と口を強く前に突き出す

④「べー」と下顎に届くくらい舌を突き出して伸ばす

あいうべ体操

口を大きく「あ〜い〜う〜べ〜」と動かす

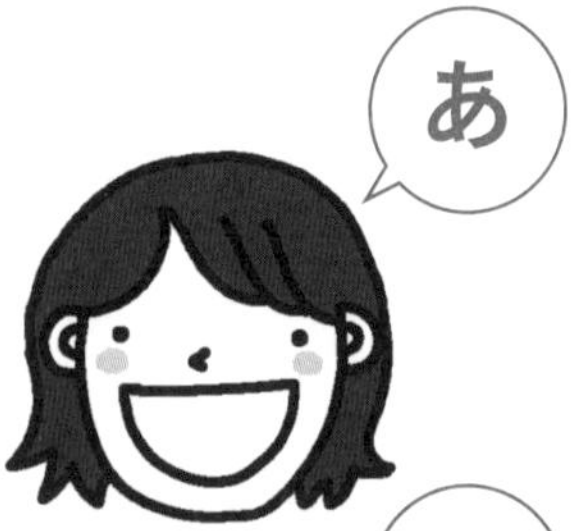

できるだけ大げさに
声は少しでOK

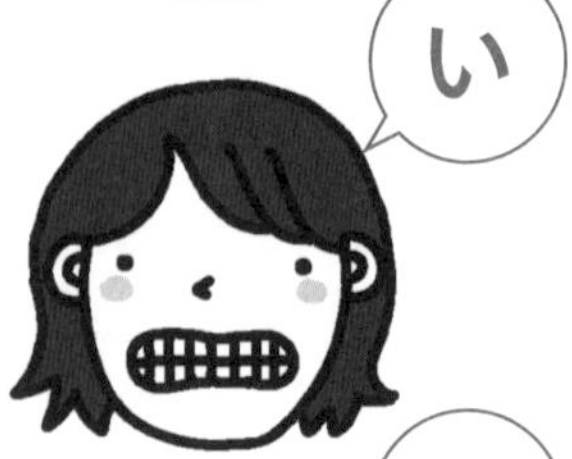

1セット4秒前後の
ゆっくりとした動作で

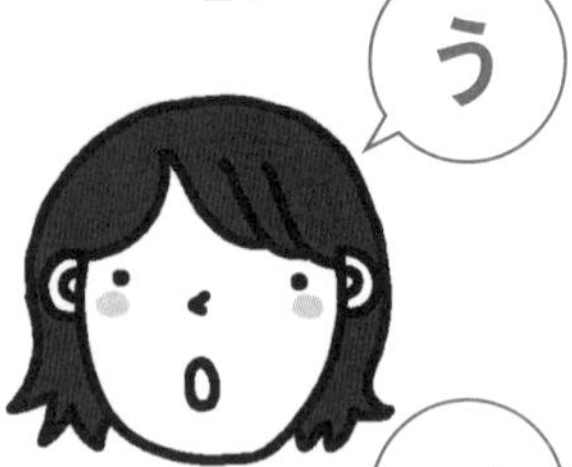

1日30セットを
目標にスタート

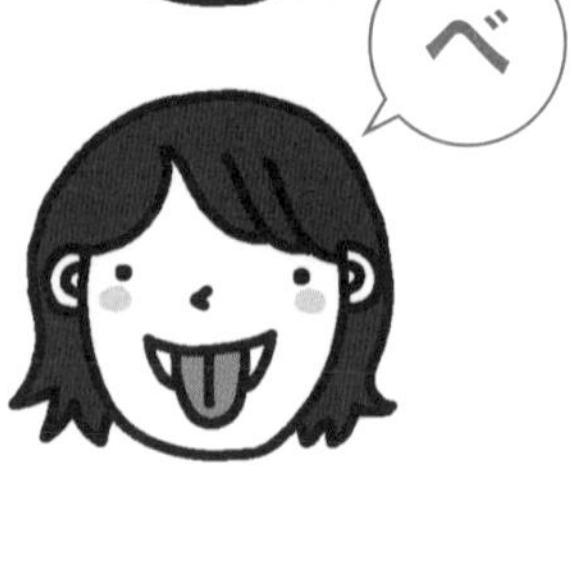

あごに痛みのある場合は
「い〜う〜」だけでもOK

①～④を1セットとし、可能でしたら1日30セットを目安に毎日続けてみてください。

「あいうべ体操」は声を出さなくてもできますが、発音することで喉の筋力も鍛えられます。特に「べー」の発音は首筋の筋肉にも効果的ですから、一人の時、あるいはお風呂に入った時などを利用して、ぜひ大声を出してやってみましょう。

単純な体操ですが、お口の健康を保つためにはとても有効な体操です。虫歯、歯周病、歯列不正、ドライマウス以外にも、睡眠時無呼吸症候群やいびき、アトピーや喘息、リウマチ、うつ病など、さまざまな病気を治す可能性もあると考案者の今井先生は言われています。また、咀嚼筋への効果もありますから、効率的な咀嚼運動を行うためにも、まずは1日数セットから実践してみましょう。

お口周りの筋肉を鍛える ＭＦＴトレーニング

お口まわりの筋肉を鍛え、子供の歯並びをよくする効果が期待できるトレーニングに、**「ＭＦＴトレーニング（口腔筋機能療法）」**があります。これは、子供の矯正歯科治療においてよく使われている方法です。

大人でもＭＦＴトレーニングによってお口周りの筋肉を整えることで、口呼吸やいびき、滑舌の改善が期待できます。

①唇の筋肉を強化するＭＦＴトレーニング

１００～１５０㎖ほどの水を入れたペットボトルの蓋部分を口に咥えます。唇を閉めないと落ちてしまうため、しっかりと唇を結びましょう。難しい場合は、ボタンを先端に付けた紐とペットボトルのキャップをつないで、ボタン側を口にくわえて下げてください。

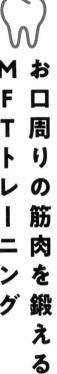

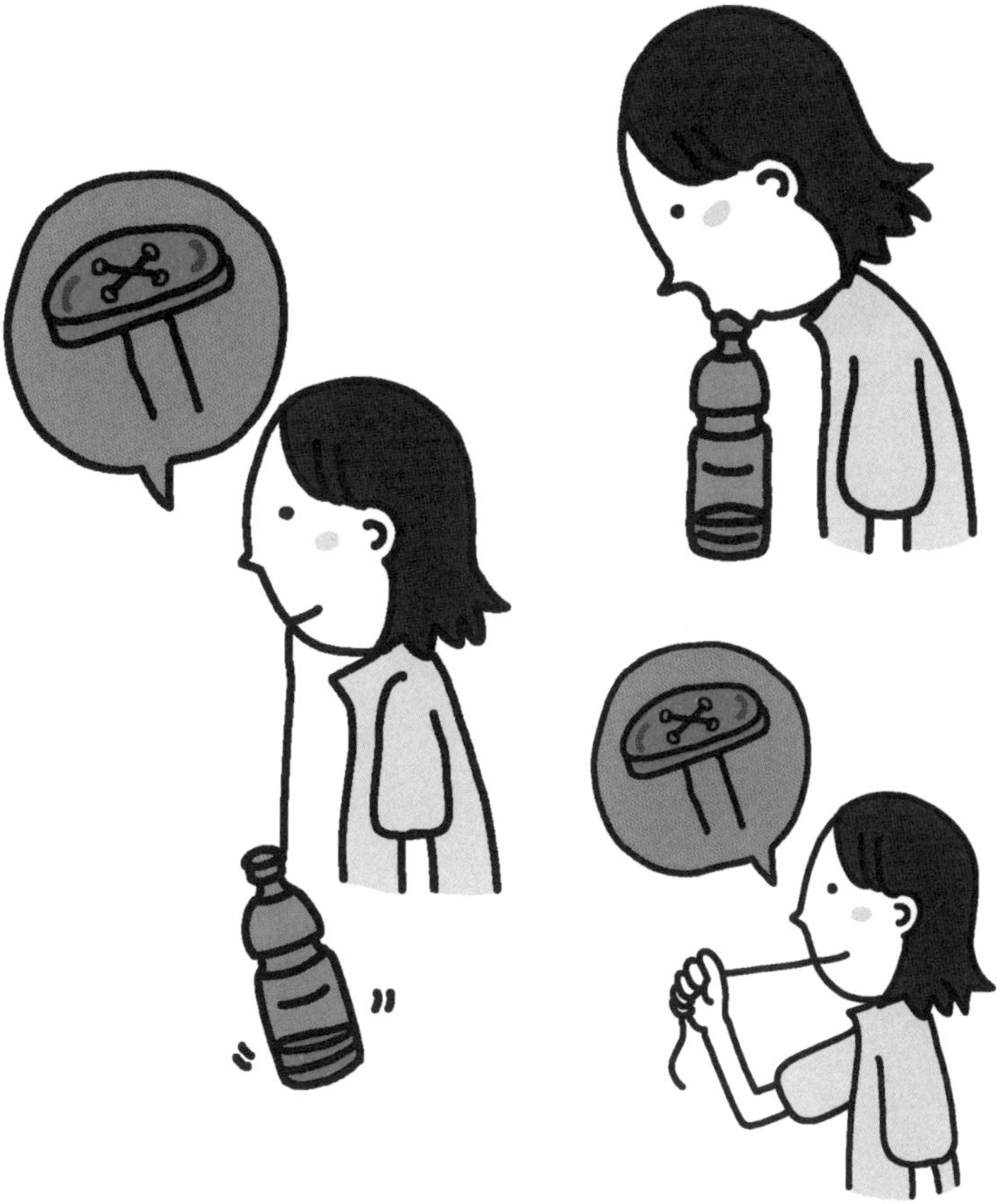

ペットボトルが準備できない場合は、ボタンと糸を用意して片方を口に含み、自分の手で引っ張るという方法もあります。

まずは1分からはじめてみて、続けられるようならもう2分、3分と時間を延ばし、最長でも5分を目安に行ってみましょう。

唇の筋肉が疲れを感じるところまで挑戦してみてください。

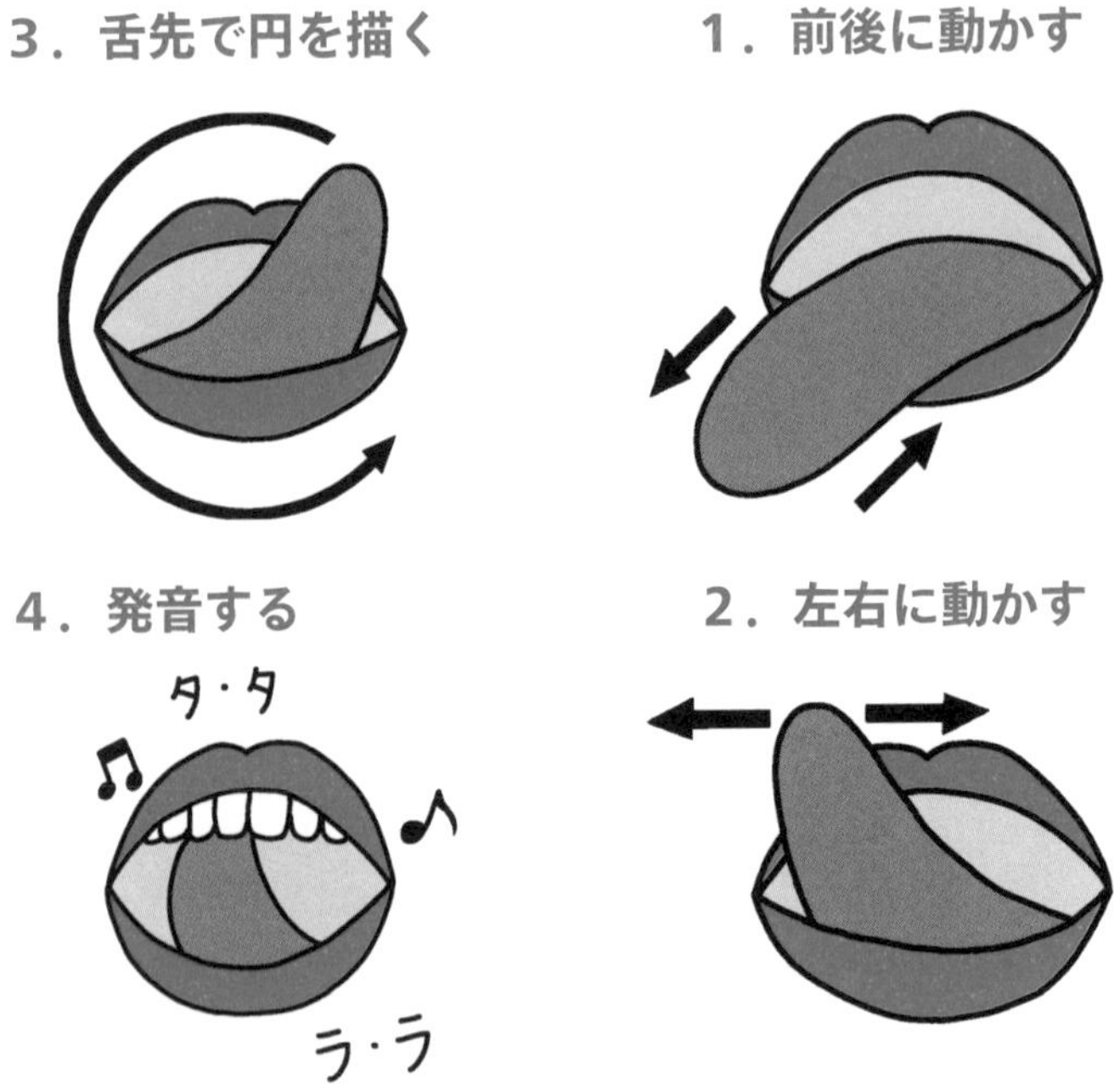
1．前後に動かす
2．左右に動かす
3．舌先で円を描く
4．発音する
タ・タ
ラ・ラ

②舌を活性化するMFTトレーニング

舌の動きを良くするために、前後左右に動かしたり、唇を一周舐めるように円を描いてみてください。また、舌を上顎に貼り付け、舌打ちをするように音を出すなども効果的。舌に力が付くほど良い音が出るでしょう。

他にもガムを使った舌のトレーニング方法もあります。

まずガムをある程度噛んで柔らかくなったら舌を使って丸い形にします。

その後丸めたガムを舌で歯と唇の間を上下左右にコロコロと転がしながら1周させます。

実際にやってみると難しく感じるかもしれませんが、ぜひ練習してみてください。

「顎ストレッチ」をしてから食べると顎関節症の予防効果あり

顎関節症《がくかんせつしょう》の方をはじめ、顎が痛かったり、開けづらかったりといった不調を抱える方には「**顎《あご》ストレッチ**」がおすすめです。

スポーツをする前に軽くストレッチをして身体をほぐすように、過去に顎関節症になった方や、大きく口を開けると顎が痛いなど顎に不安がある方は、食事前の顎ストレッチを実践してみましょう。

【顎ストレッチ】

大きく口を開けて、閉じたり、開けたりを5～10回ほど繰り返してみてください。目安として、指が2～3本くらい入ると良いでしょう。それが難しい場合は、限界まで口を開けた後に、さらに両手の親指で下の前歯に添え、顎をした方向に押し広げてみましょう。

限界まで大きくお口を開けると最初は痛みを感じるかもしれませんが、回数を重ねるうちにストレッチ効果で徐々に痛み無く開くようになっていきます。お風呂に浸かりながらやると、血流も良くなってストレッチ効果が高くなるのでおすすめです。

顎《あご》ストレッチ

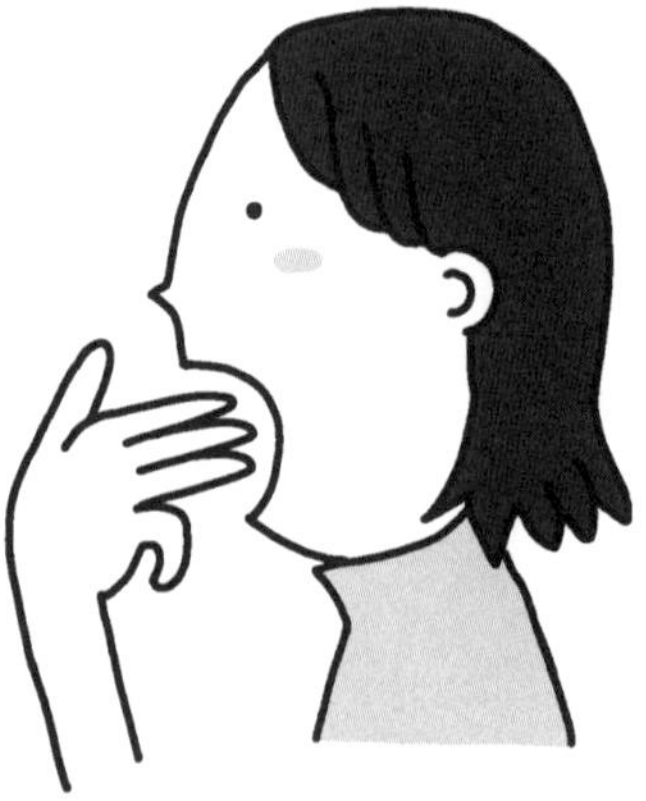

1

指を縦に3本揃える

2

口の中へ入れる（縦にして入らなければ斜めでも可。無理をしないこと）

3

顎がちょっと痛いところで1分間保持。できなければ20秒くらいから始める

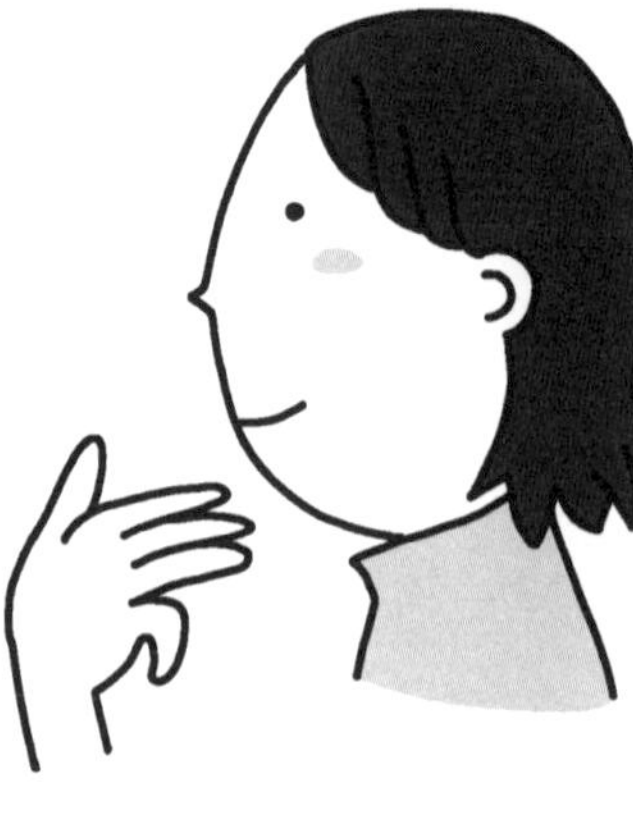

4

指を出して、ゆっくり閉じる。これを1日何回か繰り返す

唾液線マッサージしてから食べると「唾液」が良く出る

唾液の分泌量が減少すると、ドライマウスになる危険性が増し、唾液による殺菌・粘膜の保護作用などの機能が低下します。そうすると、虫歯が多発したり、歯周病を悪化させたり、口臭、入れ歯による痛み、味覚異常や誤嚥性肺炎など、さまざまな症状が現れる恐れがあります。一般的に、加齢とともに唾液量は減少していく傾向がありますので、この機会にぜひ、唾液の分泌を促進する「**唾液腺マッサージ**」を会得しましょう。

人間には、「耳下腺《じかせん》」、「顎下腺《がくかせん》」、「舌下腺《ぜつかせん》」という3つの唾液腺があります。マッサージをすることで唾液分泌量が促進されますから、以下の要領で3つの唾液腺を刺激してみましょう。

【唾液腺マッサージ】

①耳下腺への刺激

両頬に指先をあて、耳の下から上の奥歯の辺りを後ろから前へ、円を描くように押しながら10回程度マッサージする。

②顎下腺への刺激

顎の内側を耳の下から顎先に向かい親指で10～20回程度押す。

③舌下腺への刺激

両手の親指を揃え顎の真下から舌を押し上げるようにぐーっと10回程度押す。

①～③を1セットとして、まずは毎日1セットを目標にはじめてみましょう。食事を取る前に、あるいは血流の良い入浴中に行うと、唾液腺の働きが良くなります。

唾液腺マッサージの他にも、日常的に水分を取ること、よく噛んで食べること、あいうべ体操で顔面周囲の筋肉を動かすようにするのも唾液分泌には有効です。あとは梅干しやレモンなど、唾液が分泌されやすい食べ物を、健康に害のない範囲で積極的に取るのも良いでしょう。

唾液腺マッサージを行うことで、唾液線内に詰まった唾液を押し出す効果もありますから、ぜひ毎日の習慣として取り入れてみてはいかがでしょうか。

大唾液腺の分布

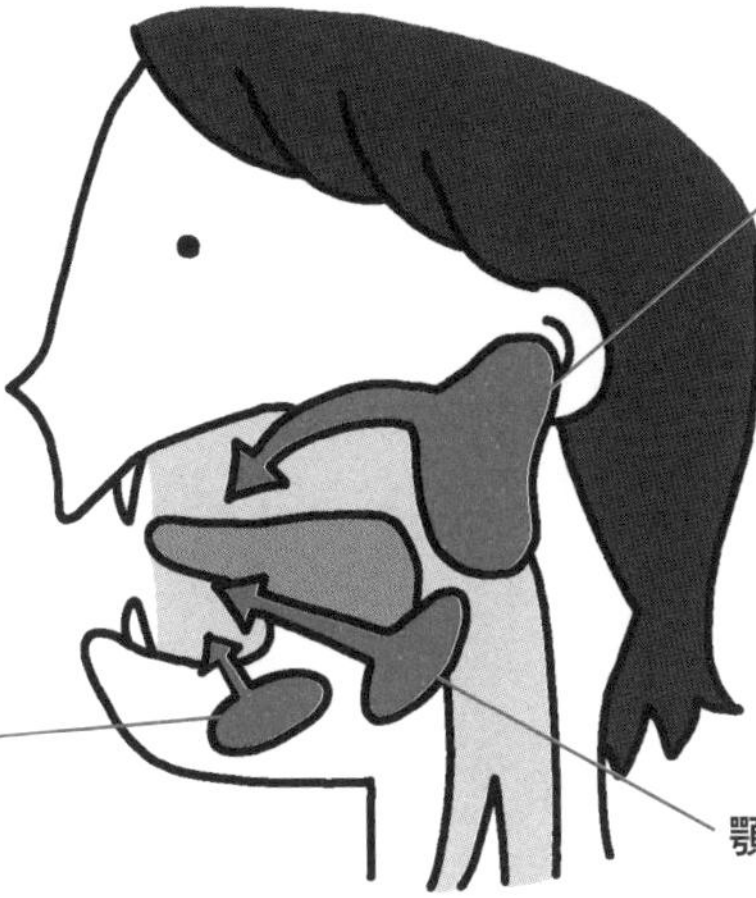

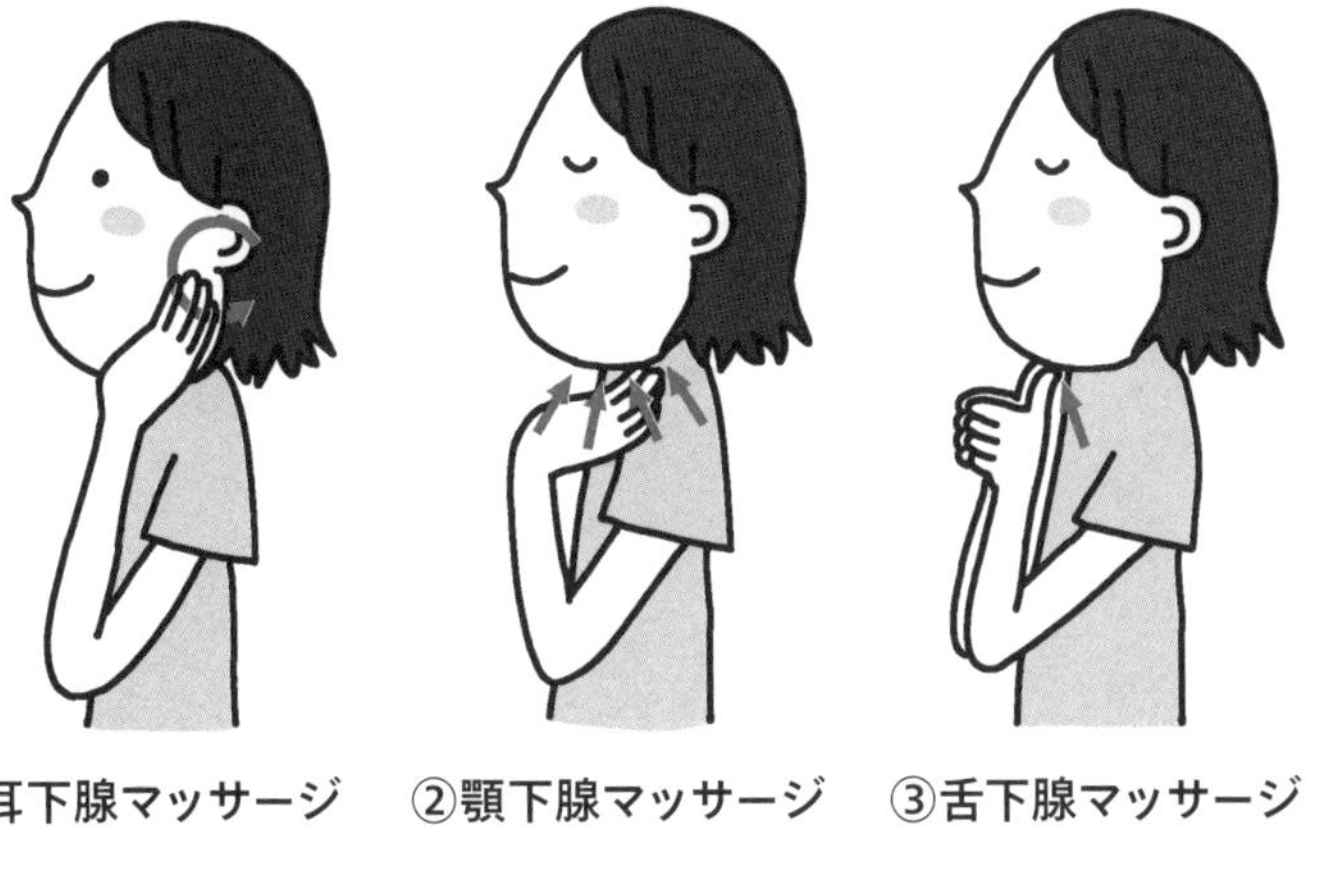

①耳下腺マッサージ　②顎下腺マッサージ　③舌下腺マッサージ

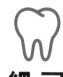

「千切り噛みエクササイズ」で細かく食べ物を切ってみる

あなたは毎食、どのくらいの時間をかけてご飯を食べていますか？　世界的に見ても、日本は食への関心が高く、食事の平均摂取時間でもトップ10に入るほど、ゆとりを持ち食事をしている人種と言われています。

しかし、仕事の日は朝食や昼食をゆっくり取ることが難しいという方もいるでしょう。そういう方の多くは、短時間で済ませようと、早食いする傾向にあります。

早食いは消化不良や腹痛、肥満などのメタボリックシンドロームにもつながる万病の元。まずはご自身に早食いの傾向はないか、確認してみましょう。

【早食いチェックフローチャート】

左ページのチャートをやってみてください。いかがですか？

早食いには、大きくわけて2つのタイプがあります。

早食いをチェック！

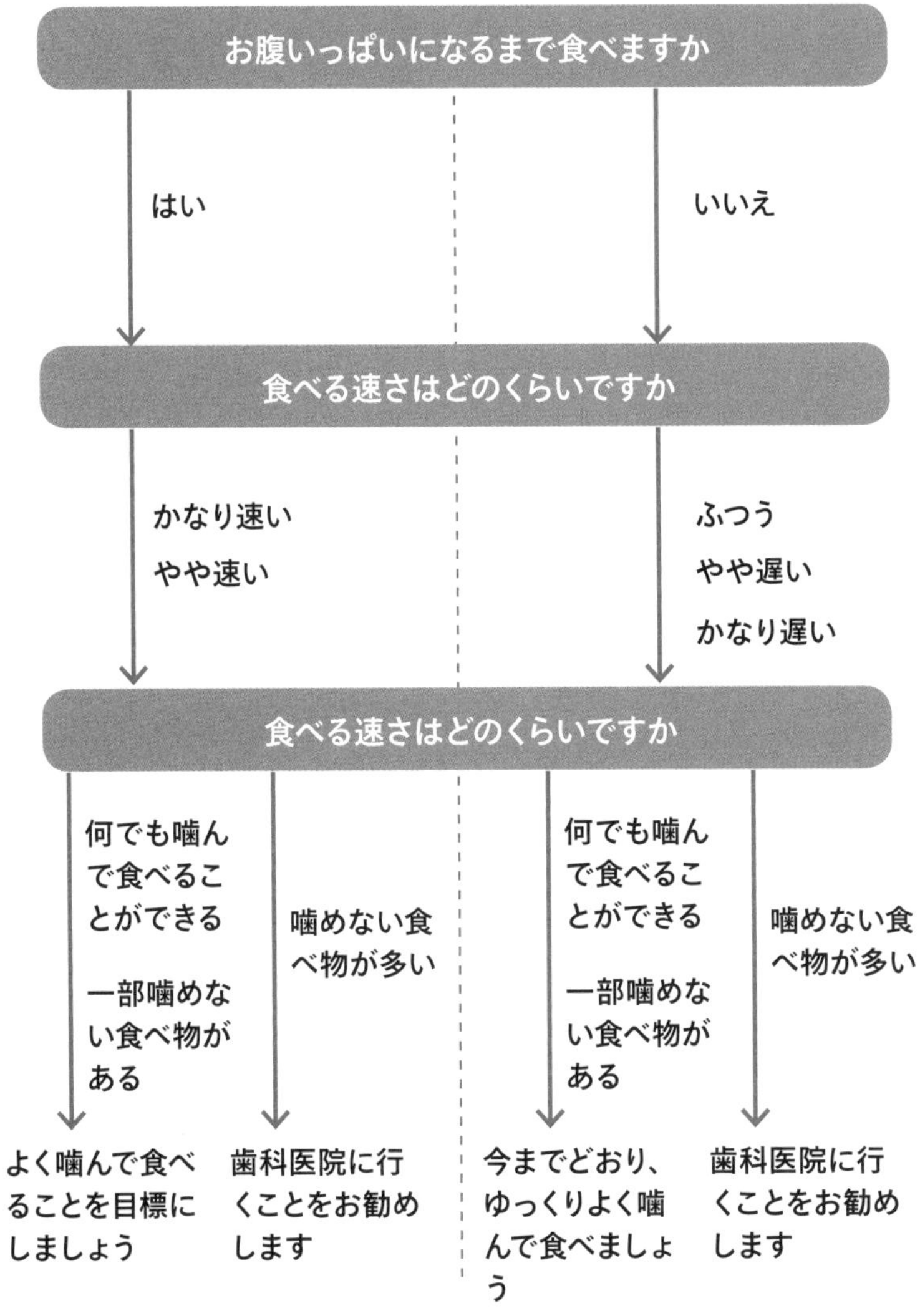
お腹いっぱいになるまで食べますか
はい
いいえ
食べる速さはどのくらいですか
かなり速い
やや速い
ふつう
やや遅い
かなり遅い
食べる速さはどのくらいですか
何でも噛んで食べることができる
一部噛めない食べ物がある
噛めない食べ物が多い
何でも噛んで食べることができる
一部噛めない食べ物がある
噛めない食べ物が多い
よく噛んで食べることを目標にしましょう
歯科医院に行くことをお勧めします
今までどおり、ゆっくりよく噛んで食べましょう
歯科医院に行くことをお勧めします

1つは、多忙もしくは性分がせっかちで、早食いが癖になっているタイプ。
もう1つは、歯が原因で、咀嚼がうまくできないために「丸飲み」しているタイプです。後者には、筋力の低下や噛めない入れ歯の使用といった要因も考えられますから、思い当たる節がある方は、早めに歯科を受診しよく噛めるように治してもらいましょう。
前者の、よく噛める歯はあるのに早食い傾向にある人は、ぜひこれからお伝えする、「千切り噛みエクササイズ」を行ってみましょう。

【千切り噛みエクササイズ】

千切り噛みとは、食べ物を千切りサイズまで歯でよく噛むことを意味します。

①料理を目で見て、香りを嗅ぎ、五感から脳に食べ物を認識させることで、唾液の分泌を促します。
②一口サイズの料理を口に運び、一度箸を置いて食感、噛み心地、歯触りを堪能します。
③食べ物から出るうまみを楽しみながら、完全に形がなくなるまで30回を目安によく噛みましょう。
④食べ物がドロドロになるまで噛んだのち、飲み込みます。
⑤飲み込んでから、次の料理を取り、口に運びます。

もちろん毎食、ゆとりを持ち食事ができるとは限りませんから、「よく噛んで味わう」、「ドロドロになるまで噛み続ける」、あるいは、「1度に30回は噛む」など、一つで良いのでご自身でルールを決めてみても良いかもしれません。

本来食事は、見た目を「目」で楽しみ、香りを「鼻」で楽しみ、歯触りを「歯」で楽しみ、その上で咀嚼することで唾液に様々な味が溶け出し「舌」で楽しむものです。

よく噛まないで飲み込むように食べる人というのは、味覚でしか食事を味わっていないので味付けの濃い料理を好む傾向にあると言われるのはそのような理由からです。濃い味付けの料理は高血圧や糖尿病につながることもありますので、健康のためにもよく噛み十分に食事を味わいましょう。

「強く噛む」のは逆効果！音をさせずに噛む「サイレントバイト」

食事のマナーで、お皿に手を添えない、テーブルに肘をつく、膝をついて食べるといった「行動」が気になることがありますが、同じくらい気になるのが、食べる時の「音」ではないでしょうか。歯を「コツコツ」や「カツカツ」鳴らせたり、「クチャクチャ」と音を立てたり、一度気になると、その音ばかりが耳に入ってきたりしますよね。

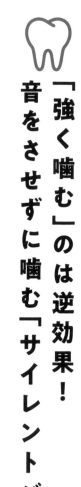

この、食べる時の音の原因は、力を入れて「強く噛む」ことも関係しています。「よく噛む」という表現がありますが、**「よく噛む」は「強く噛む」とはまったくの別物**。千斬り噛みのように、何回もよく噛むことは好ましいですが、音が鳴るほど強く噛めという意味ではありません。

また音を出すほど強く噛むことが癖になってしまうと、歯の磨り減り方も早く、奥歯の凹凸が無くなり、まるで草食動物のような平らな歯になる傾向があります。そうなると食べ物を噛み切り、すり潰す効率が低下します。そうなると、より力を入れて噛むようになっていきます。さらには、そのまま歯がすり減れば、噛み合わせが狂ってきたり、顎関節症といった症状が出てきたりする危険性が高くなります。もし、既に強く噛まないと食べにくいという方は、噛み合わせが悪くなっている可能性が高いですから、すぐに歯医者さんで診てもらいましょう。

まだ自覚症状のない方は、意識的に「**サイレントバイト**」を心がけてみてはいかがでしょうか。なぜなら、静かに弱い力で噛もうとすると、自ずと噛む回数が増え、ゆっくり食べることに繋がるからです。早食いよりも気持ちは落ち着きやすく、副交感神経優位な状態になるため、唾液の分泌量も良くなるでしょう。

以前、食いしばりや歯ぎしりがひどかった患者さんにサイレントバイトをすすめたところ、今ではすっかり強く噛む習慣がなくなったと言います。聞くと、意識しなくても弱い力で噛めるようになるには3か月以上かかったそうですが、今では食事を味わい、楽しみながら摂取できるようになったことで、食事の時間が有意義になったと話していました。

丸顔や四角い顔の人は噛む力が強い「ピットブルの法則」

人の顔の輪郭には、丸顔、面長、四角形、三角形、逆三角形など、色々なタイプがあります。顔の輪郭は遺伝的な要因が強いと考えられていますが、顔の輪郭が噛む力の強さに大きく関係していることがあります。

例えば、顔が縦に長い面長のタイプの方は噛む力が入りにくく、ほっそりとした輪郭をしています。一方、丸顔や四角形の方は、俗に〝エラ張り〟とも言われるように、噛む力が発揮されやすく、さらに丸く大きくなりやすい傾向があります。

これは、筋肉というものは、長さが短い方が力が入りやすく、丸顔や四角形の方は面長タイプの方と比べると咬筋《こうきん》が短いことに起因しています。

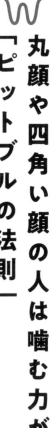

腕を伸ばした状態よりもある程度曲げた方が力が入りやすいのも、同じ理由です。

余談ですが、アメリカで改良された闘犬用の犬種、ピットブルも、噛む力が強くあのような輪郭になったと言われています。

他にも、舌や頬に歯の跡が付くという方が時折いますが、それは仕事や家事の際や就寝時に歯を噛み締める時間が長かったり、口腔周囲の筋肉が緊張して同時に舌を歯に押し付けてしまったりと、無意識のうちに力を込めていることが考えられます。中には自覚症状のない方もいますから、鏡を見て、舌や頬の内側に歯の跡が無いか、今一度確認してみましょう。

もし、歯の跡が残っているようなら、先にご紹介したサイレントバイトを意識したり、ガムを上顎側に押し付け舌を正常な位置に導くトレーニングなどが有効です。ただし、やりすぎは禁物です。というのも、懸命にトレーニングに励めば、常に筋肉を緊張させてしまうことになるため、かえって噛む力を過度に発達させてしまったり、筋肉を肥大させたりといったことがあるからです。

実は過去にもＴＣＨの改善を意識するあまり、口を開ける筋肉がずっと緊張しっぱなしになったことで、逆に顎関節症が悪化してしまったという場合もあるからです。ですから、過度なトレーニングは避け、適宜、休息を取り入れることが大切でしょう。

もし、どうしても改善が難しい場合は、**リラックスしながらＴＣＨを治す**次の方法を実践してみてください。

【リラックスしてできるTCH改善法】

①こめかみあたりに指を当てて、力強く噛み締めた時の筋肉の動きを体感し、「筋肉の緊張時の状態」を覚えてください。

②視線の向く家中の至るところに、「歯を離す」、「リラックスする」と書いた小さな紙や付箋を貼ります。

例えば、玄関に入ってすぐ、リビング、洗面所、トイレ、寝室、冷蔵庫など、家中の行動範囲に張り紙をしましょう。そして、その紙を見るたびに、何も考えずに息をフッと抜きます。あわせて、上半身や肩の力も抜くようにしましょう。上半身をリラックスさせると、勝手に歯も離れるからです。そうやってリラックスした状態を体に覚え込ませることで、2~3カ月すると歯が離れているのが当たり前になります。

右の①②を実践することで、筋肉の緊張に自分で気づけるようになり、意識的にリラックスの状態に戻そうとする習慣が生まれます。すぐに効果は得られないかもしれませんが、根気強く続けることで、必ず効果は表れます。まずは筋肉の緊張を自覚するところから始めてみましょう。

コラム　「人生50年」の頃は歯がなくなる前に死んでいた

「糖」にはいろいろと種類がありますが、最も虫歯リスクの高い糖質が「砂糖（ショ糖）」です。その昔、砂糖が生成できなかった古代は、虫歯で歯を失うことはあまりありませんでした。また、砂糖を生成できるようになっても戦国時代や中世では、貴族や極一部の人しか食べられない高級品だったため、一般の人が虫歯にかかることは多くなかったと言います。それ以前に、当時は戦争や感染症で亡くなる方のほうが多く、寿命そのものも短かったため、「歯を失って困る」と考えられるようになったのは近現代の話です。

今や寿命は延び、「人生１００年時代」と言われています。かつての「人生50年」時代であれば、天然の歯のまま生きながらえることができたため問題はありませんでした。しかし、倍の１００年となれば、自分の歯を維持するのは大変です。近年ではインプラントという人工歯根で歯の欠損を補うことが可能になりましたが、入れ歯と異なり取り外しが難しいという難点があります。そのため介護の現場からは清掃が困難で衛生状態が悪化しやすいという声も上がっているようです。天然の歯であれば、歯に汚れが溜まり歯周病になっても、骨髄炎などの重篤な炎症が起きる前に歯が抜けて命を守ってくれますが、骨とくっついていて抜けてこないインプラントでは、そうはいきません。やはり一番良いのは、自分の歯を維持することです。

少し話は逸れますが、パンダはもともと肉食で、歯の形状も肉食動物そのものの形をしています。けれど、他の肉食動物から逃げるために山奥に入り、笹を食べて食いつないでいるうちに、現在のように笹を好む生き物になったそうです。しかし、口腔内が草食動物のように変わったかというと、肉食動物のままの形状を保っています。

つまり、長年、肉食でありながら草ばかり食べているパンダでも、口腔内が進化し、草食動物化するということはないのです。そのくらい口腔内の進化は遅いことを思うと、この先、人間の寿命が延びようと、歯の進化はほとんど望めないということです。寿命が延びた分、自らの努力で歯を健康に保つしか、方法はないのです。

第6章

健康寿命が延びる！ 歯医者との付き合い方

歯医者に言われるがまま治療してはダメ！

「虫歯があるので削って詰めましょう」そう歯科医に言われたら、「素直に従う以外、答えはない」と思う患者さんが多いかと思います。

歯科医は歯のプロフェッショナルで、診断は必ず正しい、そう思っていただけるのは有り難いのですが、**診断や治療方針は歯科医全員が全く同じという訳ではありません**。近年、他の医師に意見を求めるセカンドオピニオンが患者さんの権利として認められているのは、医師によって診断が異なる場合があるからです。

私自身、「本当にその診断が合っているのか？　その治療は本当に必要なのか？」そう自分に日々問いかけています。患者さんの多くは、治療のために歯科医院を訪れています。けれど、私が理想とする歯科医院とは、治療が必要にならないような環境づくりやアドバイスをする場所であり、それこそが歯科医院本来の役割だと考えます。

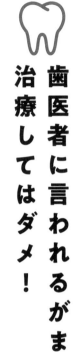

「治癒」とは、「問題が起きる前の状態に戻る」ことを意味しますが、歯は、どんなにうまく治療しても、元の状態に戻すことはできません。身体の他の部位と違い、自然に再生しないからです。つまり、治療が必要となる時点で後戻りは不可能となるなら、治療がないようなお口の中の健康を保つことが一番望ましいこと。つまり、歯科医院の役割は、トラブルを未然に回避するために予防することなのです。

そのため**「悪くなったら、歯医者に治してもらえば良い」というスタンスで歯科医院に通い続けることはお勧めしません**。もちろん初診時に問題が起きているであれば治療は必要ですが、治療が終わりある程度良い状態になれば、次に訪れるのは治療のためではなく、予防のためであってほしい……それが私の願いです。

ですから、歯科医として思うのは、例えば虫歯を発見したとしても、すぐに「虫歯があるから削る」という一辺倒の姿勢ではいけないということです。虫歯を発見したら、「治療するタイミングは本当に今なのか？」を問い、可能な限りあらゆる可能性を考慮し、一度立ち止まって考えます。削らなくても虫歯の進行が止まることだって、十分に考えられるからです。「歯が黒くなっているから歯を削る」――歯科医療はそんな短絡的なものではないと考えています。

しかしながら、歯科医にもさまざまな考え方の先生がいらっしゃいます。ですから、あなたが単に治療を行うだけの歯科医院を選んでしまえば、同じ歯を何度も削り、いずれ神経を抜くことになり、50代、60代になった頃には、治療を積み重ねた影響で抜歯を余儀なくされ、いつの間にか一気に歯を失うような事態になっている、というストーリーが待ち受けているかもしれません。

これだけ医療が進化し、様々な考え方が存在するため、治療のタイミングや治療法の正解は1つではありません。言われるがまま診察台に座り治療を受けるなんて、前時代的な考え方です。これからの歯科医院は歯科医と患者さんが一体になり、歯の保存や神経の存続を重視した、健康な歯を保つための場所に変わるべきでしょう。

「神経抜きますか？」には安易に同意しない

あなたのお口の中に、神経のない歯は何本あるでしょうか？

こう質問されてすぐに答えられる方は、神経を抜くくらい虫歯が悪化し、壮絶な痛みを経験した記憶がある方が多いような気がします。しかし中には、レントゲンを撮り、「この歯の神経いつ取りましたか？」と患者さんにお聞きしても、「え、この歯は神経無いんですか？」と逆に聞き返される方もおり、神経を抜いたことさえ知らない患者さんも少なくありません。

なぜこのような方が多くいらっしゃるのでしょうか？

単純に患者さんが忘れてしまったということもあると思いますが、その歯に痛みなど記憶が残るような症状が無かった歯だったのかもしれません。

「痛みが無い歯なのに神経を取ってしまうの?」と疑問に思われる方もいらっしゃるかも知れませんが、実際の臨床の現場ではこのようなケースは珍しくありません。

例えば、無症状のうちに虫歯が神経に近接する程度まで進行していて、神経を残せるか五分五分というケースです。

最善の手を尽くして神経の保存を試みたとしても、痛みが出てきたために結果的に神経を残せなかったとしたら患者さんはどう思うでしょうか?

歯の神経を残そうという努力に感謝する方もいらっしゃる一方、「治療したために痛くなった!」と不満や不信感を抱く方もいらっしゃるでしょう。

実際、**歯科医院の2大クレームは「治療した歯が痛い」と「(以前その医院で治療した)詰めた物が取れた」**です。

神経を抜いてしまえば、とりあえずはその歯に痛みは出ませんから、クレームの回避も兼ねて神経を抜く処置をするケースも昔は珍しくなかったと聞きます。

手を尽くし保存を試みても、その後100%痛みが出ないとは限らない上に、保存の際に良質な材料を使おうとすれば、保険適用外になる場合もあるため、患者さんの意向も事前に確認しておかなければなりません。

多くの患者さんを診る診療体制の歯科医院では、そういった内容を十分に説明する時間が取れないことが多いため、術後の痛みが出るリスクとクレームが出る可能性を考慮した結果、神経を残せるかもしれない歯に対しても「神経を取りましょう」という提案がなされてしまうのかも知れません。

患者さん自身、神経を抜くことの重大さに気づかないうちに「痛みさえ出なければいい」と、言われるがまま治療を受けてしまう方が多いです。

私も勤務医時代は随分と悩みました。保険治療で高いクオリティを維持することの難しさを、何度も痛感したからです。結果、「患者さんから相談を受け、説明ができる十分な時間を確保したい」、「徹底的に治療の質にこだわりたい」、「健康な歯を保つお手伝いをもっとしたい」そうした願いを実現させるために「自由診療専門」での開業という選択をしたのです。

誤解してほしくないのですが、保険診療でも誠心誠意患者さんのために診療をしている歯科医の先生も多くいらっしゃいます。ただ、何でもかんでも歯科医の言われるがままではなく、患者さん側からも、**「神経を取る可能性はありますか？」**と尋ねてみたり、もし、その可能性があるのであれば、**「神経を保存する方法を行うことは可能でしょうか？」**など、治療前にきちんと確認するようにすると良いと思います。

それでももし十分に納得が得られなかった場合は、セカンドオピニオンを求めることも可能です。日本には、日本歯内療法学会という、歯内療法学を中心とした学問を取り扱う専門学術団体があり、根管治療の専門医が所属していますから、セカンドオピニオンとして専門医の先生のクリニックで診てもらい、神経の保存治療を相談してみると良いかもしれません。

治療前の精密検査の必要性

以前に比べると、日本でも予防歯科の重要性が謳われるようになってきていますが、それでも「痛みもないのに歯科医院に行く必要があるのか？」と思われる方はまだまだいらっしゃるのではないでしょうか。

本書でも、しつこいほど何度もお伝えしてきましたが、**歯科は「症状が出てから」ではなく、「症状が無いうちに」行くのが理想**です。なぜなら、虫歯で歯を削らなければならない状態になったり、歯周病で歯を支える骨が無くなってしまってからでは、元通りの状態に戻すことはできないからです。何よりこの先10年後、20年後に向けて、天然の歯を保存するケアは早期に取り組むほど効果が得られやすいからです。

歯科に治療に訪れる方の多くは、「奥歯が痛い」、「前歯が欠けた」など、その歯1本にしか意識が向いておらず「この歯だけを治療してくれれば良い」と望み、来院されています。

しかし、私たち歯科医が見ているのは、口腔内全てです。何かしらの不調が現れているとしたらその歯1本だけに原因があるなど、まず考えられません。虫歯にしても、歯周病にしても、ある日突然できるわけではありませんから、**1本不調が現れた段階で、その周囲、ひいては口腔内に何らかの原因があり、他の部位も異常をきたしている可能性が高い**です。もちろん、目視でわからない場合も多いですから、手術用顕微鏡やレントゲンなども使用して、全体を俯瞰するマクロの目と局所を細かく観察するミクロの目で診断と治療の精度を高めることが有用です。

そういう意味では、治療の予後も時間軸もマクロとミクロで考えることが大切です。現在だけでなく、5年後、10年後の患者さんの口腔内はどうなっていくのか。過去5年、10年をどのように過ごし、現在に至ったのか。今だけにフォーカスする治療ではなく、過去と現在、未来を見つめた治療を行うためにも予防歯科的な考えは欠かせません。

次の項目からは、実際に予防のために歯科医院ではどのような検査を行うことができるのかをご紹介します。

唾液検査で虫歯リスクを調べる

あなたの周りに甘い物が大好きで、歯磨きも30秒くらいしかしないような人でも、「虫歯になったことがない」、「歯医者に通ったことがない」と言う方が時折いませんか？

一方、小まめに歯磨きをして、甘い物も避けているのに、すぐに虫歯ができてしまうとなげいている方もいらっしゃいます。

このように、虫歯のなりやすさには個人差があります。ただ、虫歯になりやすいかどうかは先天的な生まれ持った要因だけで決まる訳ではありません。虫歯の発生には、歯磨きの仕方や砂糖の摂取頻度などによる、後天的な要因も大きく関係しています。先天的なリスクに比べ、後天的な要因は変えられるものです。今後のご自身の虫歯リスクを把握する上でも、どこにリスクが潜んでいるのかを調べるために、唾液検査を受けることをお勧めしています。

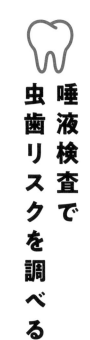

方法は至って簡単です。まず味のしないガムを5分間噛み、その間唾液がどのくらいの量が分泌されるのかをチェックします。あわせて、唾液緩衝能《だえきかんしょうのう》を測定し、口腔内の虫歯菌を培養し調べることで、虫歯になりやすいかどうかがある程度分かります。

さらに、唾液検査の結果に加えてその他のリスク因子を加味した総合的な評価システムを用いると、より詳細に虫歯のリスクを判定できます。

実は唾液中の虫歯菌の量というのは、3歳以降は一生ほぼ変わらないと言われています。ですから、虫歯になりやすいという方は、いくら歯磨きをしても、残念ながら虫歯にかかってしまうことがあります。それを防ぐためにも自身が「虫歯にかかりやすい」という現実を知り、改善可能な後天的なリスクを減らすことに注力することが大切だと考えています。

ちなみに、冒頭のように「生まれてから一度も虫歯になったことがない、だから自分は歯のトラブルとは無関係」と自己判断で完結している方も、実は注意が必要です。そのようなタイプの方は〝歯のトラブル＝虫歯〟といった思い込みから、**歯周病のリスク**を見落としがちになるからです。虫歯菌は少なくても、歯周病菌は多いというケースもありますから、歯周病検査も併用して自身のお口のリスクの傾向を知ることは将来のトラブルを未然に防ぐためにもとても有用です。

また、小さなお子さんを持つお母さんから「大人の虫歯菌がうつらないよう、3歳までは食べ物や食器を共有してはいけないって本当ですか？」とよく質問されます。確かに同じ食器を使ったり、キスなどから親の虫歯菌が感染したりすることはよく知られておりますが、可愛い盛りのお子さんに対し、スキンシップを取らない方が難しいでしょう。生まれてから3年間、一切、接触をしないというのは少し現実的ではない話ですから、虫歯菌の感染を気にしてスキンシップを避けるより、**砂糖をいかに与えないか**に気を遣ったり、**食事をした後の歯磨き**を徹底させたり、**歯科医院で定期的にフッ素を塗ってもらう**などといった対応を取った方が、現実的なのではないかと私は思います。

そして何よりご両親の口腔内を清潔に保っておくことも重要です。

噛み合わせバランスをセルフチェック！

歯科医院では噛み合わせも診てもらえますが、ここでは簡単にできるセルフチェックを紹介しますので、まずはご自分で噛み合わせをチェックしてみましょう。

【噛み合わせバランスのセルフチェック法】

①洗面所の鏡の前に立つ。あるいは大きめの手鏡を準備して正面に構えます。

②鏡の前で奥歯を噛み合わせて「いー」の口をしてみましょう。上の前歯と下の前歯の真ん中は、一直線になっていますか？

左ページの上図のように大きくズレてしまう場合は、噛み合わせがズレていたり、顎が歪んでいる可能性があります。また、犬歯から奥の歯は、上1本に対して下2本の割合で噛み合っている状態が理想的な噛み合わせの形ですから、こちらも確認してみましょう。

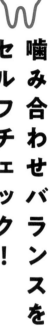

ズレている歯並び

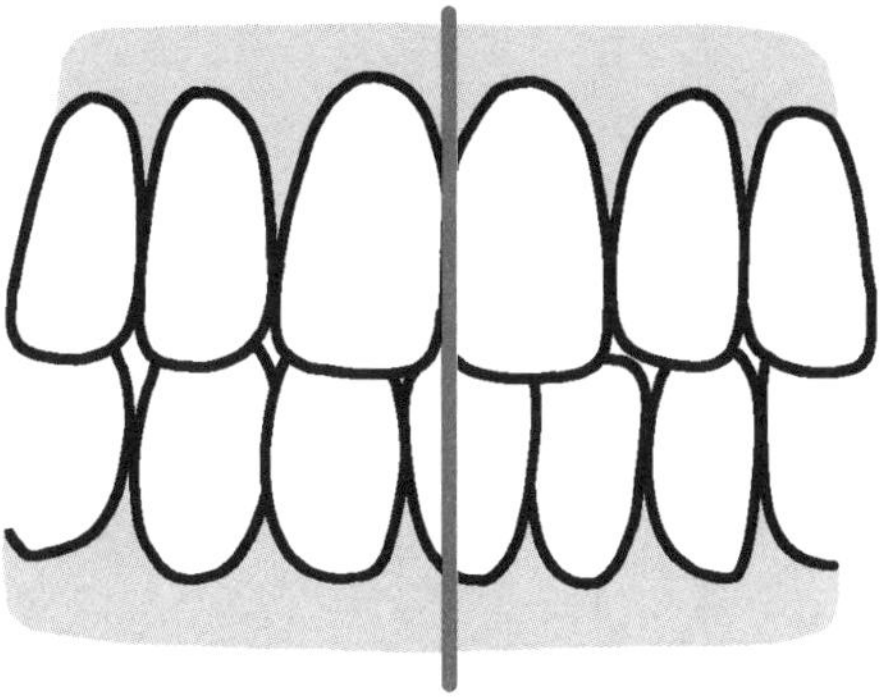

理想的な歯並び

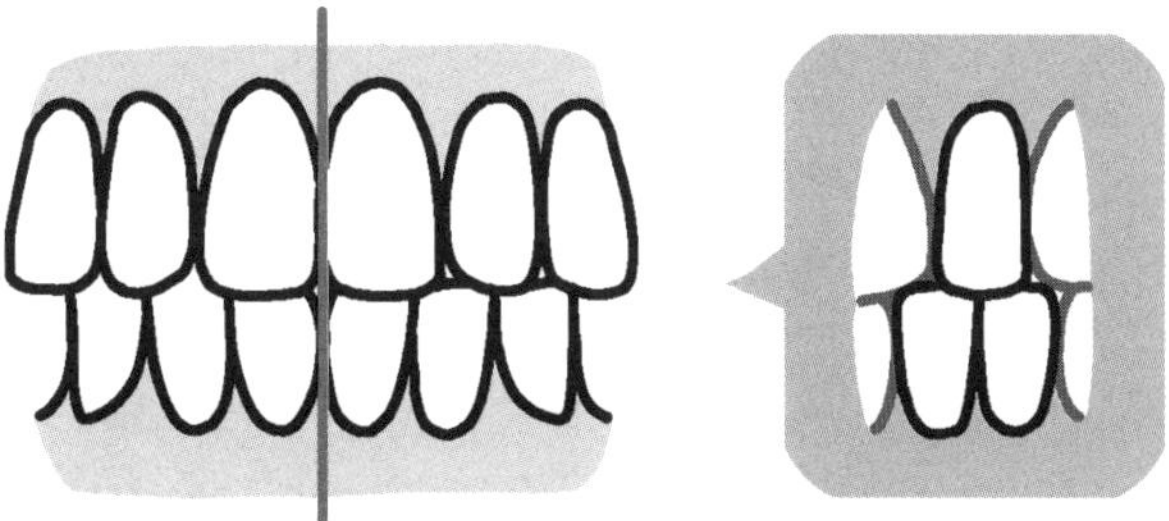

犬歯から奥の歯は、上1本に対して下2本の割合で噛み合っているのがが理想的な歯並び

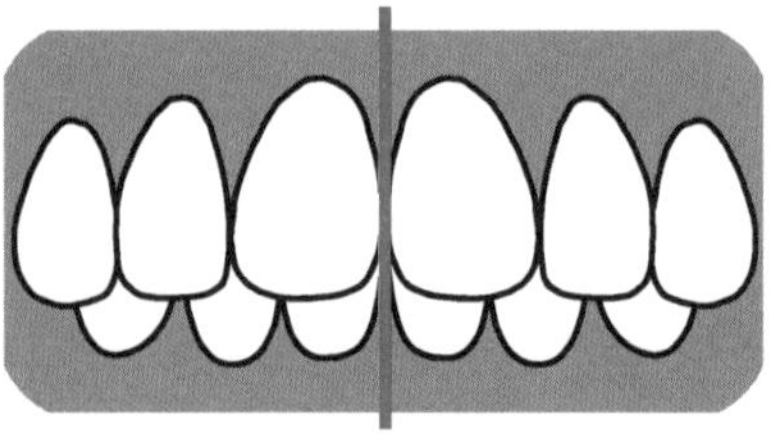

下の歯が見えない

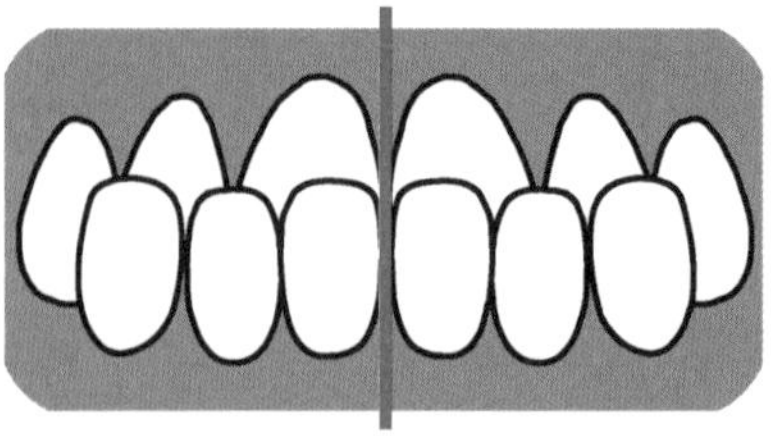

上の歯が見えない

③奥歯を噛み合わせた状態で、下の歯は見えていますか？

半分以上が上の前歯に覆われている場合は過《か》蓋咬合《がいこうごう》の可能性があります。逆に下の歯が上の歯をほとんど覆ってしまっている場合は反対咬合（受け口）の可能性があります（上図）。

いかがでしたか？　もうひとつ、専門的な話をさせていただくと、歯科では咬み合わせを表現するときに、「〇級」と表現することがあります。

これは奥から2番目の第一大臼歯（左ページ図の色が付いている部分）と言われる6歳臼歯の咬み合わせを分類して噛み合わせの異常を判断する方法です。ぜひこちらも、ご自分の歯と照らし合わせてみてください。

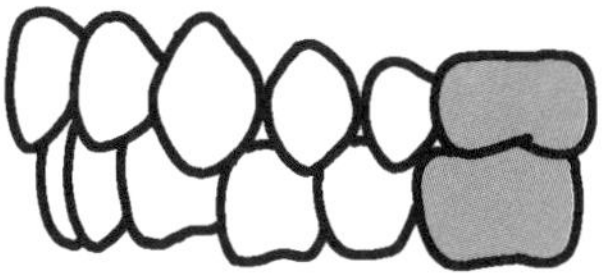

正常咬合

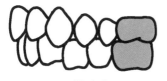

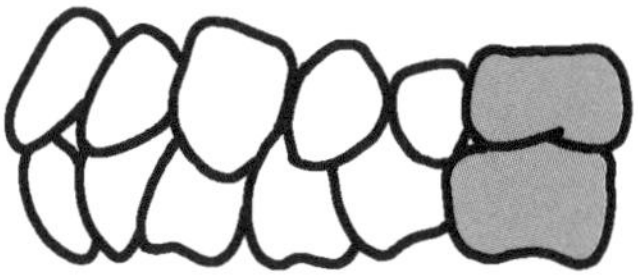

I級咬合異常

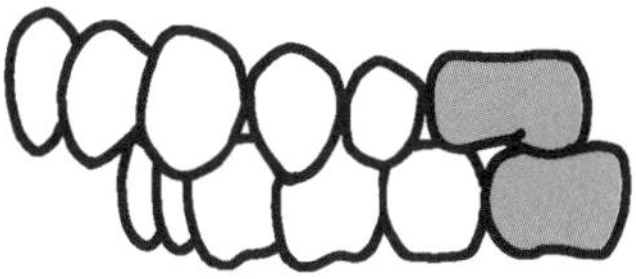

II級咬合異常

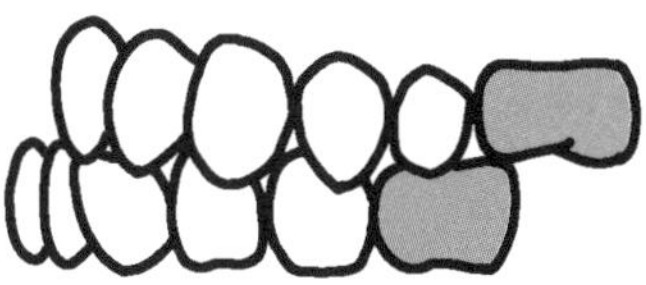

III級咬合異常

大まかに言うと、I級咬合異常は奥歯の噛み合わせは良いけれど前歯はガタガタの状態。II級咬合異常は出っ歯。III級咬合異常は受け口の状態を表します。

セルフチェックで「もしかしたら噛み合わせに問題があるかもしれない」と感じたら、歯科医院で噛み合わせや歯並びの状態を調べてもらうと安心です。

歯科医院では、セルフチェックをより詳しくした検査の他にも噛み合わせのバランスを調べることもできます。大きくバランスが崩れていない状態であれば、歯を少し削って噛み合わせのバランスを調整することなどもできますから、虫歯や歯周病同様、早めの受診が望ましいでしょう。

奥歯を噛むためにも前歯の噛み合わせが必要

正面から見て3番目の歯を「犬歯《けんし》」と言います。犬歯は上下あわせて4本ある歯で、一般的に「糸切り歯」と呼ばれることもあります。

犬歯は、歯の中でも最も根っこが長く丈夫な歯で、一生の内で比較的最後まで残ることが多い歯です。鋭い先端で食べ物を噛み切る以外にも、「**犬歯誘導**」という噛み合わせの役割を担う重要な歯とされています。

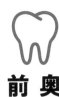

犬歯と噛み合わせがどう関係するのかをご説明します。

安定した良い噛み合わせと聞くと、きれいな歯並びをしている人を想像しますが、見栄えが良いからといって噛み合わせも良いとは言えません。普段は意識していませんが、人間は食べ物を食べる際、顎を上下に動かすだけではなく、左右にも動かして食べ物をかみ砕きます。上下の歯は、顎を噛み合わせた時にはすべての歯が噛み合います。ところが、顎

犬歯誘導の仕組み

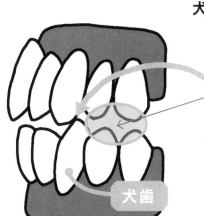

犬歯が当たることで
奥歯に隙間ができる
しっかり当たっていると
顎が動かしやすい

を左右に動かした時には、上下の犬歯が擦れるように当たり、上下の奥歯にはわずかに隙間ができる状態が良いとされています。

これにより、奥歯に過度な負担が掛からないようにするために犬歯がガードレールのような役割を果たしているのです。

このように顎を動かしながら左右に歯ぎしりをする際には、犬歯だけが当たり、奥歯では当たっていない状態になる、この機能のことを「犬歯誘導」と歯科用語では言います。

以前の章でも、「奥歯が痛い」という症状がある方で、虫歯でも歯周病でもない場合は噛み合わせを疑うとお話ししましたが、その原因がこの犬歯誘導が無くなって奥歯に負担が掛かっていたためだったのです。犬歯誘導も、セルフチエックで調べられますので、ぜひ参考にしてみてください。

【犬歯誘導のセルフチェック】

①奥歯を軽く噛んでみてください。

②歯ぎしりをするように、ゆっくり左右にずらしながら、途中で一度、動きを止めてみてください。

今、どの位置の歯が上下で当たっていますか？

もし、奥歯で噛み合わせが合っているという方は、注意が必要です。しっかりと噛めて不自由を感じていないくても、奥歯に過度な負担が掛かっているかもしれません。奥歯で咬合干渉（下顎の自由でスムーズな動きを妨げる噛み合わせの〝ひっかかり〟）が起きているることも考えられます。犬歯誘導がなくなることで顎関節症や歯周病の悪化を引き起こすことがありますので、この場合も歯科診療を受けることをお勧めします。

歯ぎしりしているかは歯の形状からも分かる

ここまで、歯ぎしりや食いしばりが歯や顎に与える影響について語ってきましたが、実際のところ、歯ぎしりや食いしばりを全くしない人は、恐らくほとんどいないのではないかと思います。頻度や噛み締める強度は違えど、誰しもグッと噛んでしまうような出来事は日常の中にありますし、就寝時にある程度の時間噛み締めている人は多いものです。

歯科医として言えることは、歯ぎしりや食いしばりが「絶対にダメ！」ではありません。もちろん、過剰で長時間の歯ぎしりや食いしばりは望ましくありませんが、適度であればストレスの軽減などの作用もあるという説もあり、必要な機能の1つとも考えられます。

では、適度な歯ぎしり、食いしばりとはどのようなものか。これもセルフチェックができたら良いのですが、自身の歯や、治療後の修復物（詰め物や被せ物）を壊すほど行っているかどうかを調べるためには、なかなかご自身で判断することは難しいです。自分では歯の形状など、お口の中をよく見ることはできませんから、何が正常で、どこに不調をきたしているのかを確認できるのは、歯科医院だけでしょう。

ある程度経験を積んだ歯科医であれば、お口の中を見ることでこれまでの口腔内の履歴が手に取るようにわかります。特に「あ、この患者さんはだいぶ歯ぎしりをしているな」ということは、お口の中を見れば想像がつきます。

患者さんの中には、「よく家族に口を開けて寝ていると指摘されるので、多分、歯ぎしりはしていないと思うのですが……」と自己判断される方もいます。けれど、鼻呼吸ができない方でなければ、一晩中口を開け続けて寝ていることはあまりありませんから、口を閉じた時に歯ぎしりをしているというケースもあります。

他にも、「自分では歯ぎしりをしている自覚はないし、隣で眠る妻にも指摘されたことがありません」という患者さんもよくいらっしゃいますが、音をさせないで歯ぎしりをすることもあります。試しに今、歯ぎしりをしてみてください。かえって音をさせることの方が難しい方が多いのではないでしょうか。

ですから、**口が開いてるから、歯ぎしりの音がしないから、と言っても安心はできません**。そういった方は、自覚症状がないため、知らず知らずの内に悪影響が起き始めているかも知れません。

ただ、どんなに気をつけていても年齢を重ねれば、歯を使用した年月が長い分、歯がすり減るのは当たり前です。逆に、20代、30代の方で既に歯がかなりすり減っているのであれば、相当、歯ぎしりや食いしばりをしている証です。

顎の関節の状態をチェックしてもらう

顎《あご》の関節はどこにあるか分かりますか？　耳の前あたりに手をあて、お口を大きく開けたり、閉めたりしてみてください。その際に動きを触知《しょくち》（触って感じ取ること）できる場所が顎の関節です。

そしてお口を開閉した時に顎が痛いと感じる方、ゴリゴリといった変な音がしたり、お口を大きく開けた時に、動くタイミングが違ったりする方は、顎の関節に問題がある、つまり、**顎関節症**《がくかんせつしょう》（もしくはその予備軍）の可能性があります。

顎関節症は簡単に言うと、顎の関節周囲の炎症、つまり「膝や腰の関節を動かすと痛い」といった状態に似ています。そのような身体の関節は痛くなっても安静にしているうちに治ってしまうことがありますよね？　実際、顎関節症も約70％は、時間の経過と共に自然と治ると言われています。

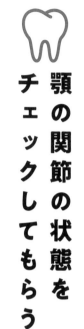

しかし、残りの30％前後の方は、放置していても治りません。そのため、しばらく様子をみても顎の痛みが良くならないという場合は、診察を受けることをお勧めします。

顎関節症の受診は整形外科、耳鼻咽喉科、歯科など何科なのか悩む方がいるようですが、**顎関節症は歯科の領域**です。歯科は口腔周囲全てが診療範囲ですから、例えば舌がんなどのお口の中のがんも歯科医が診察にあたります。ですから、歯の治療に来た患者さんに顎のチェックをしてみたら、実は顎関節症であったということもよくある話です。

前項でもお伝えしたように、歯科では虫歯などの１本単位の状態にスポットを当てるだけではなく、顎関節を含めた口腔全体の状態を診ています。虫歯や歯周病、噛み合わせを確認するのと同じように、顎のチェックも欠かせません。それというのも、顎の位置が変われば、噛み合わせの位置も変わってしまうからです。

もしも顎の関節に問題がある場合は、先に顎の治療をしてから歯の治療にあたった方が良いでしょう。

では、歯科ではどのように顎の関節を診るのか。最初は、冒頭のセルフチェック同様、手で押したり、圧をかけたりした際に痛みが生じないか、左右差はないかといったことを確かめます。痛みが無くても顎関節に問題があることが疑われるような場合は、歯科用ＣＴ

顎関節の構造

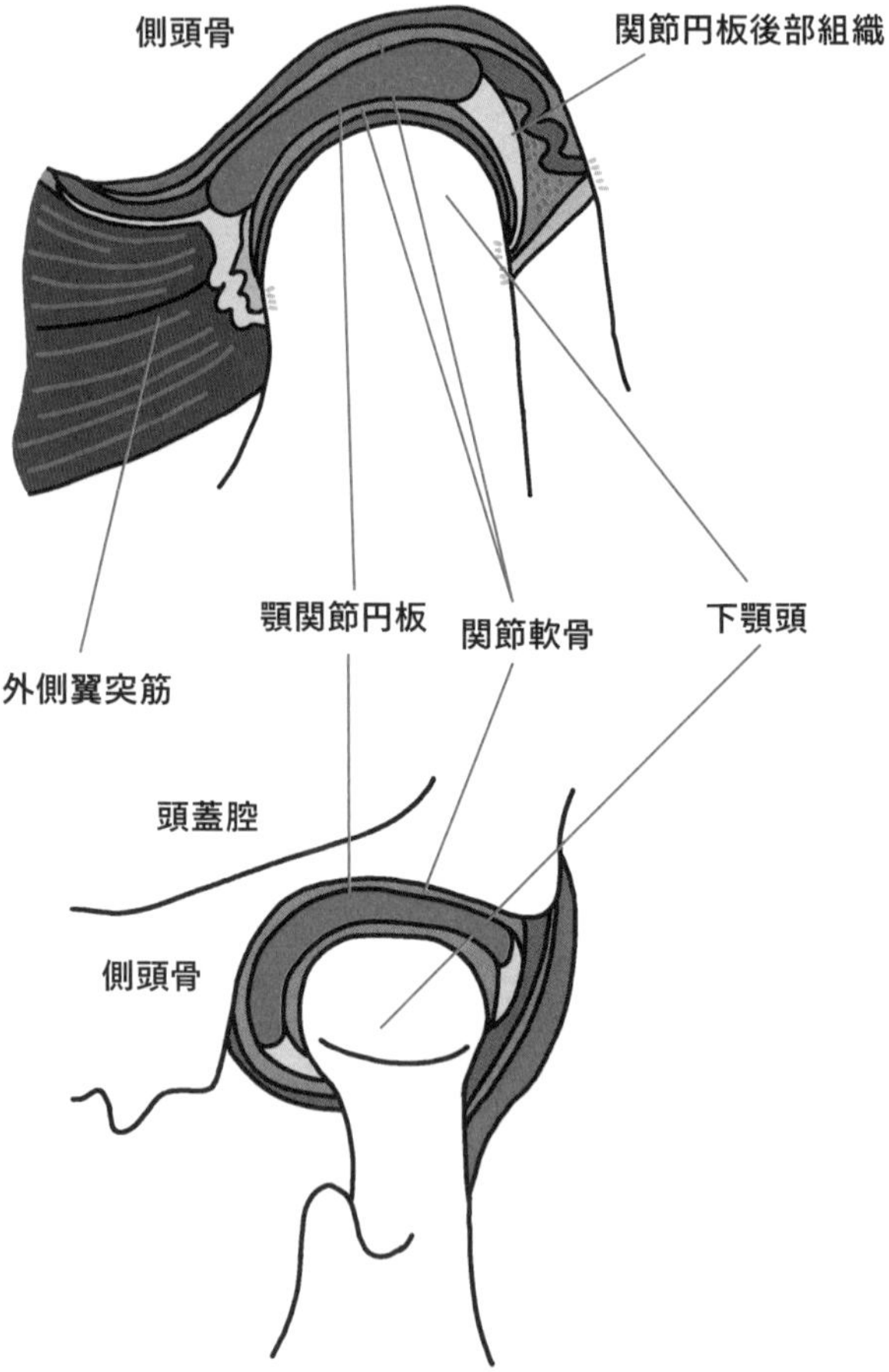
側頭骨
関節円板後部組織
顎関節円板
関節軟骨
下顎頭
外側翼突筋
頭蓋腔
側頭骨

やＭＲＩで状態を把握し、治療にあたる場合もあります。

顎関節の治療は歯科の中でも難しい分野で、歯のように直接、目で見たり、触ったりできないため、関節がズレているのを正しいポジションに完璧に治すのは非常に困難とされています。

しかし、顎の状態を把握しないまま治療を進めていった場合、後に顎関節症の発症などトラブルが起きる恐れもありますから、歯と同様、顎の関節の検査もおすすめしています。

コラム　古代エジプトでは虫歯治療が実施されていた

歯の痛みに悩まされるって、本当につらいですよね。歯痛は、古代、太古より人々を苦しめている症状の1つです。古くは紀元前何千年といった頃の人骨から人為的に抜歯をした痕跡が発見されたこともあります。

史実によると、最古の歯科医は、古代エジプトのジョセル王に仕えていた「ヘシレ」で、世界で初めて歯の治療を行った人物と言われています。その治療法は、穴が開いている歯に詰め物をしたり、歯茎や骨を切開したりと、手術のようなことをしていたとされ、現代医療にも通じる手法だったそうです。

また、古代メソポタミア文明では、「目には目を、歯には歯を」が記述されている『ハンムラビ法典』が有名ですが、その格言同様、第200条には、「もし彼（上層自由人）がほかの人（上層自由人）の歯を折ったならば、彼は彼の歯を折らなければならない。」という、歯科治療を失敗した場合の罰則が規定されていたそうです。

他にも、古代ローマでは、市民の中で白い歯がステータスとされ、誰もが美しい歯に憧れたと言います。文化的背景として、当時、歯を磨くのは奴隷の仕事だったそうですから、美しい歯の持ち主＝一部の上流階級というのが暗黙の了解で、歯が白く美しいことは、豊かさの象徴だったとされています。

最後に、中国や古代日本ではどうだったかというと、「虫歯」という語源通り、虫歯には本当に虫がいると言われ、「歯虫《はむし》」などと呼んでいたそうです。古代中国の医学書には、「早朝３００回以上叩くと歯が丈夫になる」と記述されていたといった笑い話もあります。

このように、歴史を紐解くと、西洋、東洋に関わらず、昔から歯は、人々の関心事だったことが読み取れるのではないでしょうか。

第7章

100歳まで
虫歯にならない
毎日のケア

砂糖を食べたら歯磨きをしても虫歯になる

虫歯は、いろいろな原因が複雑に絡み合って起こる歯の病気です。虫歯の主要因について、1960年代後半にカイスという研究者は「歯質《ししつ》（宿主《しゅくしゅ》条件）」、「細菌」、「糖質（食物）」という3つの主要因が重なることで虫歯が発症するといった「カイスの輪」という理論を発表しました。

近年では、この3つの要因に「時間の経過」が加わり、4つの要素が重なることで虫歯になると言われています。

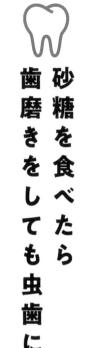

つまり、いくら歯磨きをしたりしても、これら4つの要因が重なれば誰しもが虫歯になってしまうのです。逆に言うと、どれか1つでも要素が欠ければ、虫歯にはならないとされています。

患者さんの中には、「甘い物を食べてもすぐに歯磨きすれば大丈夫ですよね？」と聞いて

虫歯の要因

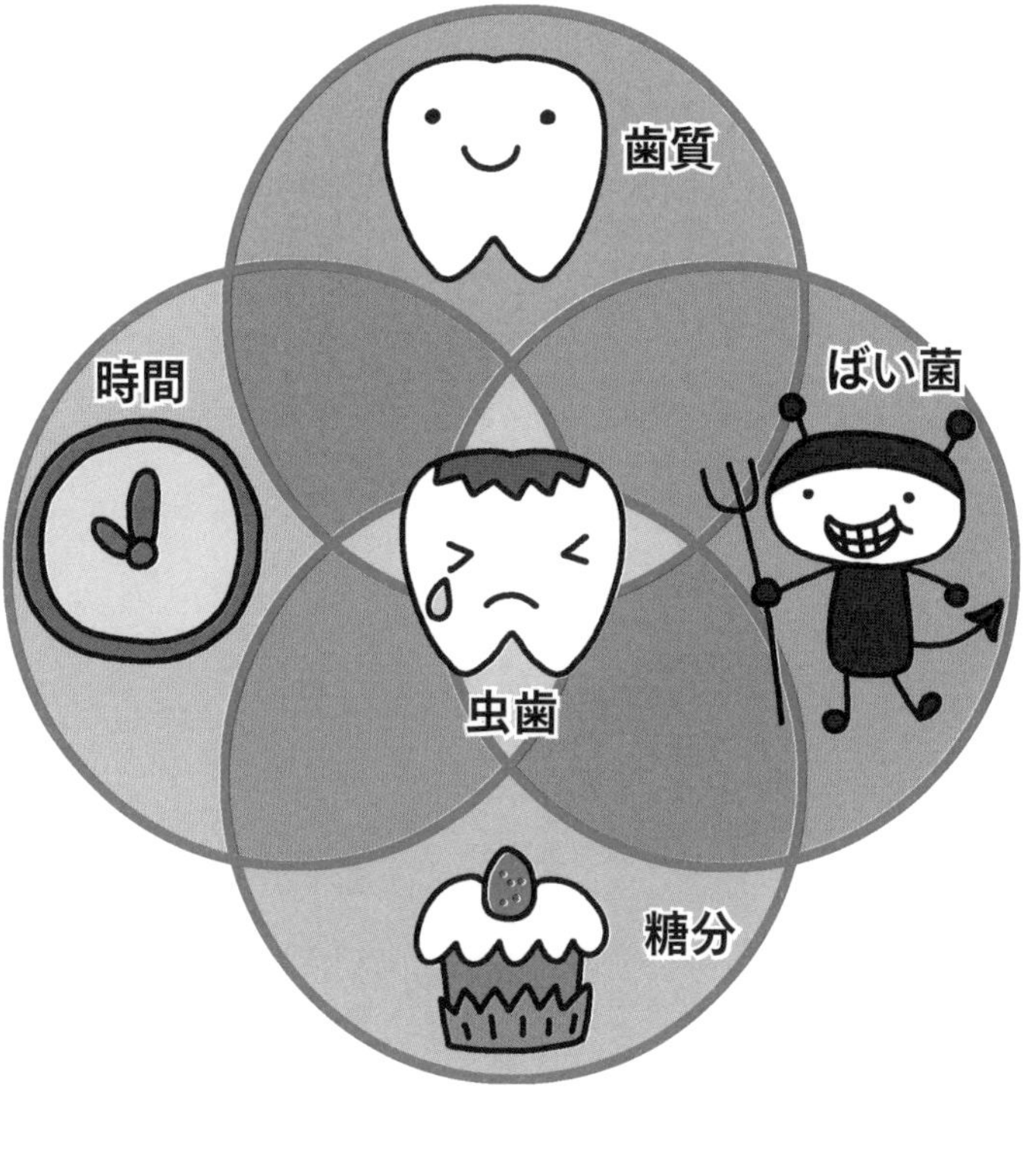

こられる方もいます。確かに歯磨きはしないよりはした方が良いのですが、**歯磨きをしたから虫歯にならないという訳ではない**のです。なぜなら、歯磨きをしても糖が完全にお口の中からなくなるわけではないからです。

また、虫歯のなりやすさは個人の唾液の量や質、お口の中のpHの影響も受けます。pHとは液体の酸性やアルカリ性の程度を示す指標です。

通常、お口の中は約pH6・8で、中性の状態を保持しています。しかし、食事に含まれる糖を虫歯菌が分解し、酸を排出することにより、お口の中のpHが酸性に傾きます。そしてある一定の程度以上に酸性になることで、「脱灰」といって、歯を構成しているカルシウムやリンなどが酸によって歯から溶け出してきてしまうのです。

そして脱灰がある程度まで進行してしまうことで、虫歯になるとされています。

そのような脱灰から虫歯の発生という流れを防ぐ働きを持っているのが唾液です。食後、唾液の働きによって、お口のpHがある程度まで中性に回復し、酸によって溶け出したリンやカルシウムが再び歯に沈着していきます。そうした脱灰が起きた部分を修復する働きを「再石灰化」と呼びます。

この、脱灰から再石灰化の仕組みを表したものを、「ステファンカーブ（ステファン曲線）」と呼び、図のような順序で日々お口の中では脱灰と再石灰化を繰り返しているのです。

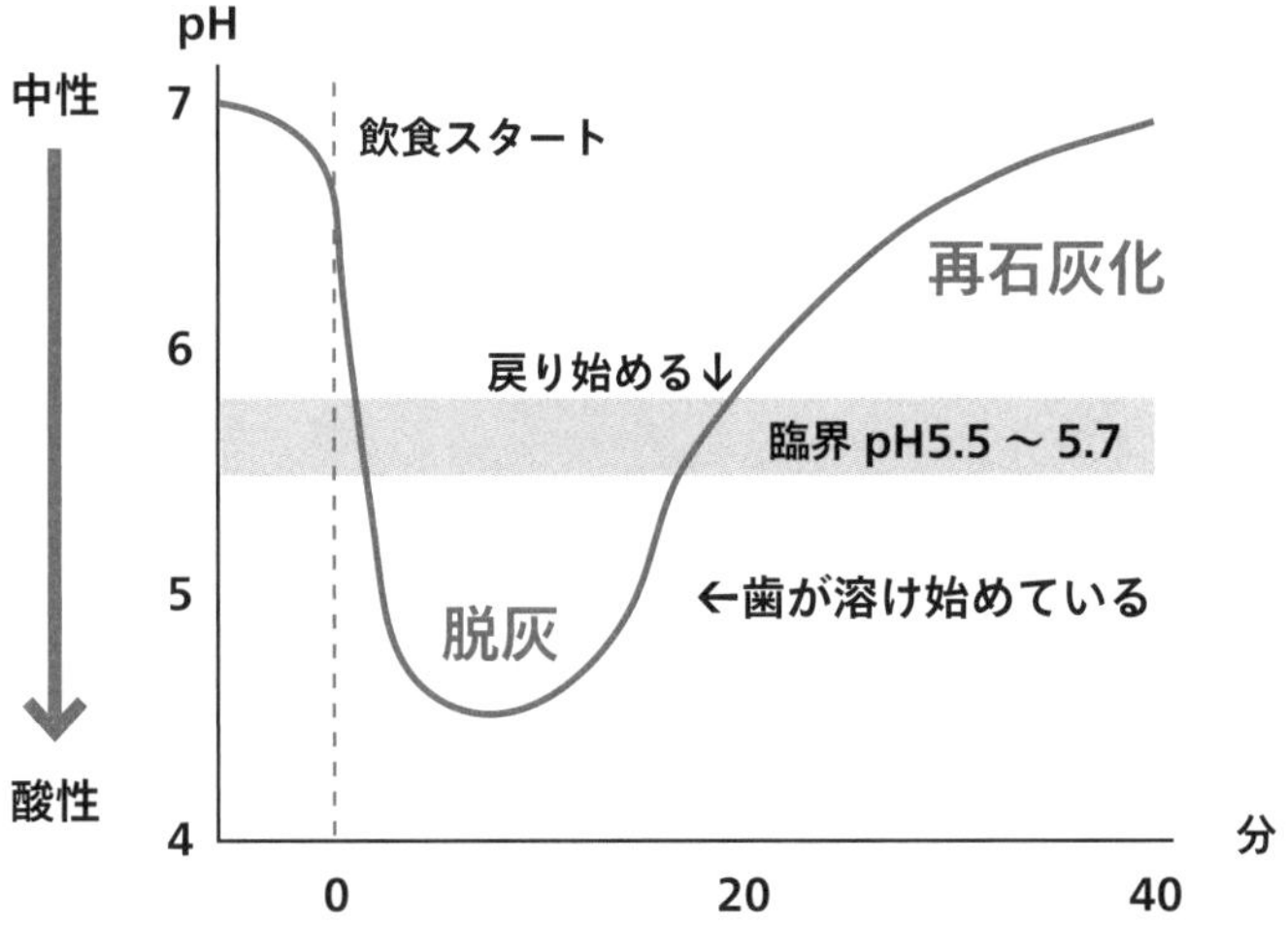
pH
中性
7
6
5
4
酸性
飲食スタート
再石灰化
戻り始める↓
臨界 pH5.5 ～ 5.7
←歯が溶け始めている
脱灰
分
0
20
40

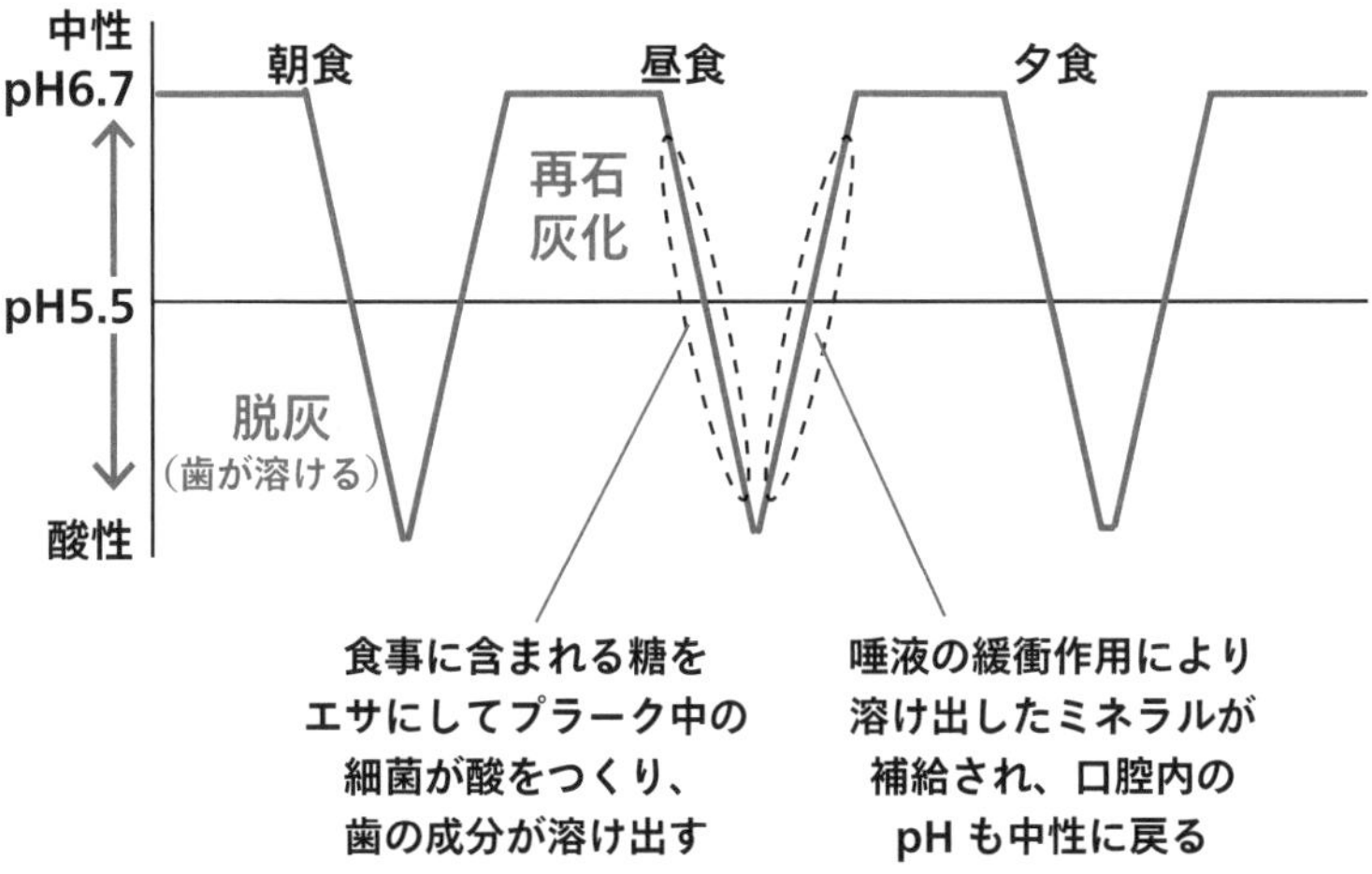
中性
pH6.7
朝食
昼食
夕食
再石
灰化
pH5.5
脱灰
（歯が溶ける）
酸性
食事に含まれる糖を
エサにしてプラーク中の
細菌が酸をつくり、
歯の成分が溶け出す
唾液の緩衝作用により
溶け出したミネラルが
補給され、口腔内の
pH も中性に戻る

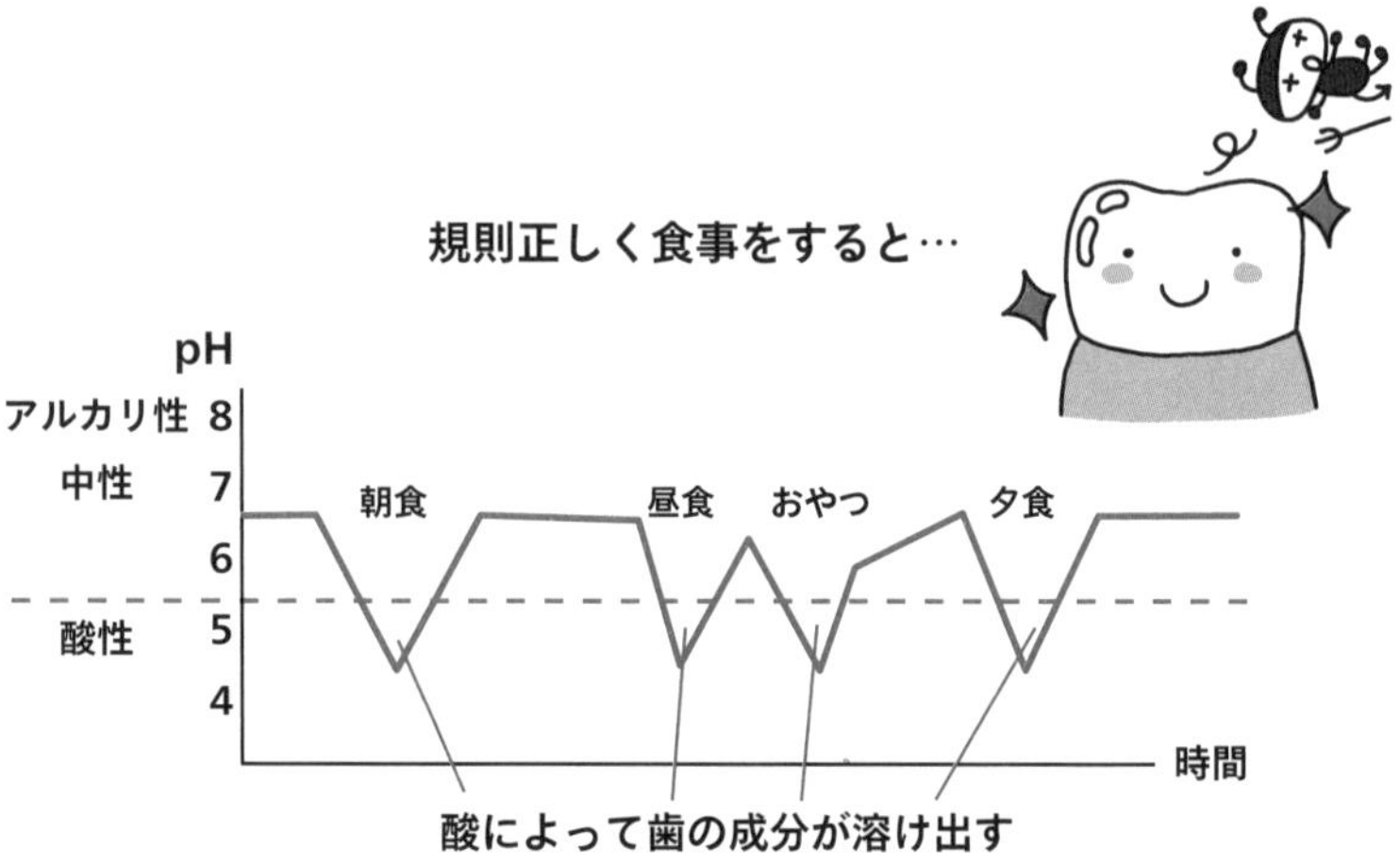
規則正しく食事をすると…
pH
アルカリ性 8
中性 7
6
酸性 5
4
朝食
昼食
おやつ
夕食
時間
酸によって歯の成分が溶け出す

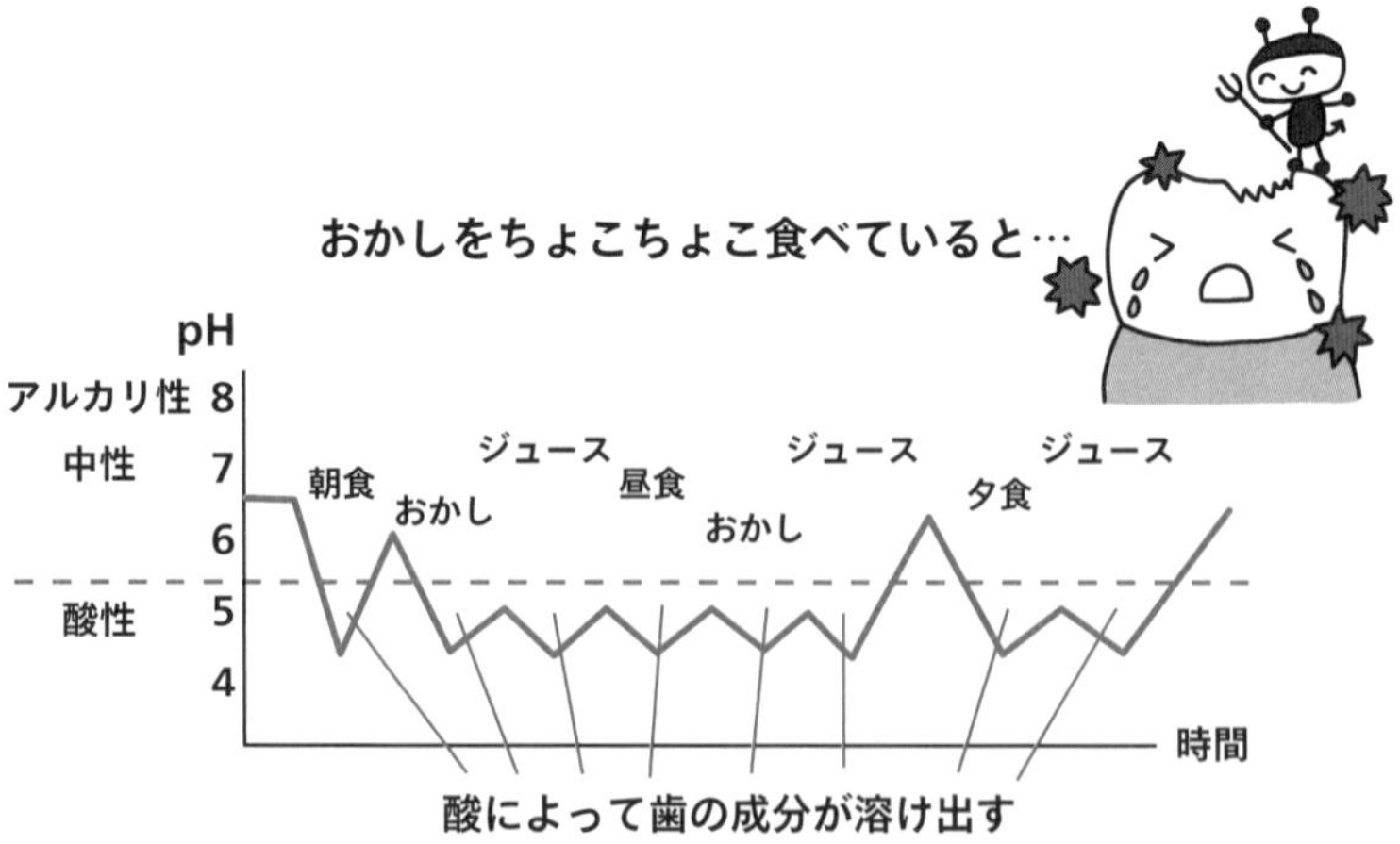
おかしをちょこちょこ食べていると…
pH
アルカリ性 8
中性 7
6
酸性 5
4
朝食
おかし
ジュース
昼食
おかし
ジュース
夕食
ジュース
時間
酸によって歯の成分が溶け出す

一般的に、酸性から中性に戻るまでに要する時間は約20分〜1時間と言われています。ただ、**唾液緩衝能**《だえきかんしょうのう》（口腔内のpHに変化が起きたとき、唾液が正常な範囲に口腔内を保とうとその変化に抵抗するはたらきのこと）は人によって個人差があります。pHの変化は飲食物、プラーク（歯垢）中の細菌の種類及び量、唾液の分泌速度と緩衝作用に大きく影響されます。よって、**虫歯のリスクを減らすには、「間食を減らすこと」、「プラーク（歯垢）を減らすこと」、「唾液分泌量を増やすこと」が望ましい**とされています。

ただ、砂糖が入っているものを一生一切食べないというのは現実的ではありませんし、甘い物は食生活を豊かにします。そこで、**もし甘い物を食べるなら、食間より食後の方がお勧めです**。その理由は、食事の際にpHは酸性に傾いていきますが、ある程度より先は下がらないようになるので、その状態で甘い物を摂取してもそれほどpHに変化は生じないからです。

逆に食間に甘い物を食べると、せっかく中性に回復しかけていたpHが再び酸性に傾き脱灰が起き始めてしまいます。どうしても甘い物の摂取を止められない方には、そのような理由で食後に食べることをお勧めしています。

砂糖は危険な麻薬？砂糖には薬物依存と同じ作用があった

疲れた時や口寂しい時、ついつい甘い物が欲しくなることがありますね。私もかなりの甘党なので、甘い物には目がありません（笑）。

このようについつい甘い物が欲しくなってしまうのはなぜでしょうか？

アメリカのプリンストン大のバート・ヘーベル教授が行った、ラットで行った砂糖の依存性を調べた研究によると、砂糖はヘロインなどの危険薬物と脳内で同じような反応を引き起こすことを報告しています。

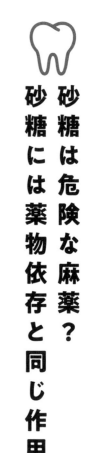

砂糖が危険薬物と同じと言うと驚かれるかもしれませんが、**砂糖を長期的に摂取し続けることで次第に摂取量が増え、そのうち摂取しないとイライラするなどの禁断症状が出る**点で危険薬物と共通しています。しかもラットの実験では、コカインよりも砂糖の方がより脳内報酬系を刺激し、脳内麻薬が分泌されるという結果も報告されたのです（参考文献17）。

つまり、甘味はコカインよりも中毒（依存症）になりやすい可能性があるのです。砂糖の多い食品や飲料の過剰摂取は、砂糖による依存症によって引き起こされているのかも知れません。

また、ハーバード公衆衛生大学院の研究チームによる調査結果によると、炭酸飲料（ダイエット飲料は除く）を週６缶以上飲む高校生は、それ未満の高校生よりも暴力行為に関与する確率が９％から15％高かったという結果も出ています。**糖分の過剰摂取により、攻撃的な性格になる**と、医学的な見地からも指摘されているのです。

以上のような背景もあり、ＷＨＯでも砂糖の摂取についてガイドラインが発表されています。それには、「１日の摂取カロリーに砂糖などの糖類が占める割合は10％未満に抑えるべきで、５％未満ならなおよい」と記されています。

５％というと、平均的な成人男性の場合、砂糖約25グラムに相当し、ティースプーンにすると約６杯分を指します。炭酸飲料１缶に含まれる砂糖は約40グラム程度ですから、炭酸飲料を１缶飲めば、優にＷＨＯの基準を超えているということです。

特にお子さんは、味覚や神経が形成される大切な時期です。幼少期に「砂糖＝美味しい」という味覚が形成されることで、将来的に糖分の過剰摂取やそれによる生活習慣病を引き起こしたり、精神的に不安定になるなどといったリスクが生じるかも知れません。そうしたリスクを避けるためにも、砂糖の適量摂取を心がけたいものです。

歯ブラシだけでは60%しか磨けない

「カイスの輪」でも解説した通り、虫歯は「歯質」・「細菌」・「糖質」・「時間」の4つの要素が重なった時に起こる症状であり、歯磨きだけでは完璧な予防はできないものです。しかしながら、「完璧な予防にはならない」という話で、もちろん「歯磨きが不要」というわけではありません。歯磨きは毎日欠かせないケアの1つです。

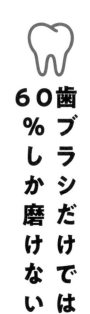

しかし注意していただきたいのは、**単に歯を「磨いている」のと、綺麗に歯を「磨けている」のは全く別**ということです。ご本人としては一生懸命磨いているつもりでも、実際は綺麗に磨けていない、なんていうことは臨床の現場ではよく見かけることです。

例えば歯と歯の間。ここは汚れの溜まりやすい場所でありながら、歯ブラシだけでは磨き残しが起こりやすく、放置することで虫歯や歯周病を招きやすい箇所とされています。歯ブラシの形状を思い浮かべていただくとわかるように、歯ブラシでは歯と歯の間を十分に

歯間清掃器具のプラーク除去効果

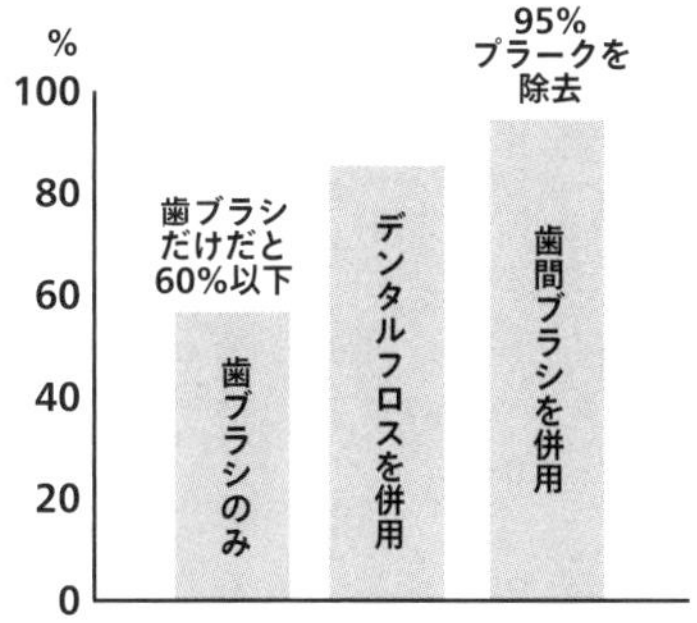

デンタルフロスと歯間ブラシの効果の比較

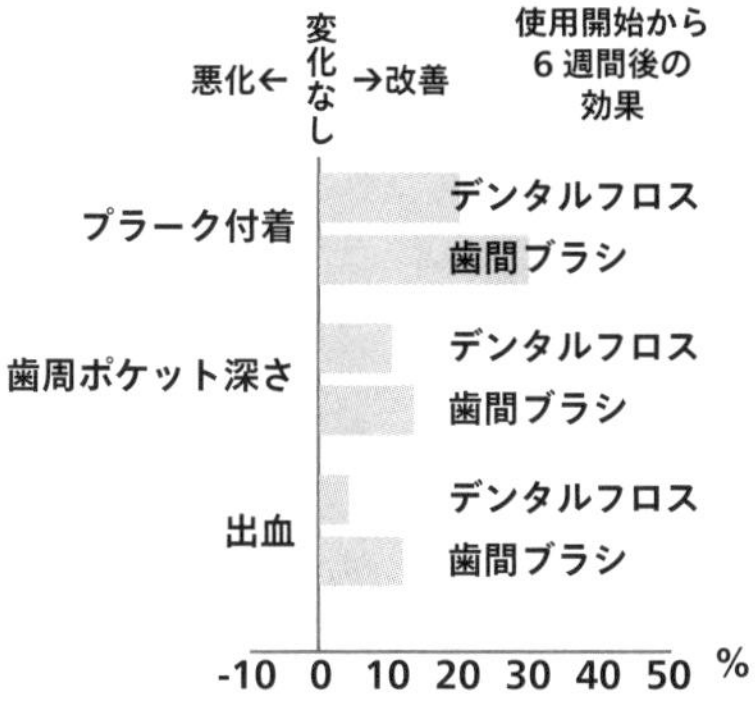

磨くことは難しいです。そこで有効なのが、**デンタルフロス**や**歯間ブラシ**の併用です。

ライオン㈱の調べによると、自分の歯磨きに自信がある人でも、約80％の方に磨き残しがあるそうです。けれど、歯と歯の間にもブラシが入れられる歯間ブラシやデンタルフロスなどの補助器具を併用することで、歯垢の除去率を90％まで高められたという結果が明らかになっています。

歯ブラシだけではたった60％の除去率だったのが、約30％も向上するのですから、ぜひ歯間ブラシやデンタルフロスを使ったケアを実践・習慣化しましょう。特に、年齢を重ねると歯茎が下がり、歯を磨く面積そのものが広くなりますから、加齢と共にフロスや歯間ブラシの重要性は増していきます。

そういったことを鑑みて、ぜひ一度、歯磨きのやり方を学ぶ機会を作ってはいかがでしょうか。なぜなら、先ほど述べたように自己流では「磨いているつもり」になることが多く、綺麗に「磨けている」状態であるとは言えないケースが多いからです。スポーツにおいてコーチに適切なフォームを指導してもらった方が上達も早く効果的なように、**歯科医院でやり方やコツを教えてもらう**ことが正しい歯磨きを身に付ける近道です。

患者さんの中には、「大人なのに歯磨きを教わるなんて恥ずかしい」とおっしゃる方がいますが、子供の頃に教わった歯の磨き方が果たして正しいのかどうかは、ご自身では判断できないと思います。

まして、子供と大人ではお口の中の状態も異なれば、歯に生じやすい問題も異なりますから、子供の頃と同じ磨き方をしてもトラブルは防げないかもしれません。

現在は、歯の磨き方指導など予防歯科に力を入れているクリニックも増えていますから、歯科医院で今一度磨き方を再確認することで、あなたの歯磨きの効果もより向上するのではないかと思います。

ストレスを溜めないことも歯を保つ秘訣

日本語の表現で、「生唾を飲み込む」や「固唾を呑む」といった、唾液を飲む表現がいくつかあります。

前者の「生唾を飲み込む」という言葉は、目の前にあるものが欲しくてたまらない時に、後者の「固唾を呑む」は、緊迫したシーンで用いられる表現です。これらは状況的にとても切迫しており、意識がその物事に向いてしまっていることを示します。

このような状態は内臓の働きをコントロールする自律神経が**交感神経優位**の状態になっており、昔で言えば、狩りをして獲物と向き合い生命の危機を伴った戦闘モードの状態と同じです。

自律神経優位の状態では、生命維持に直結しない内臓の働きが抑えられる傾向があり、唾液の分泌量は少なくなります。緊張するとお口の中がネバネバしてくるのはこのためです。

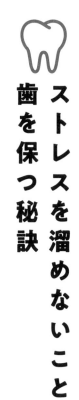

このように交感神経が昂《たかぶ》る時というのは、心身共に負荷がかかっている状態ですから、身体もそれに応じて、平常時とは異なる働きをしてしまいます。

そして**ストレスがかかり続け、交感神経がずっと優位になることで口腔内が乾燥し唾液の自浄作用や抗菌作用が低下し、虫歯や歯周病が発症しやすい状況になってしまいます。**

実はストレスがもたらすお口のトラブルには、数多くの事例が挙がっています。先ほども説明した通り、ストレスにより唾液の分泌量が減ることで、虫歯や歯周病のリスクが高まるのもその一例です。

また、ストレスによる歯ぎしりや食いしばりによって、顎の関節や周辺の筋肉に負担がかかり、顎関節症を発症する恐れもあります。

加えてストレスによる暴飲暴食や甘い物の過剰摂取など、食生活の乱れにより生活習慣病を招いたり、ストレスが蓄積され気持ちにゆとりが無くなり、歯磨きもおろそかになる方もいらっしゃいます。

過度なストレスはまさに万病のもと。歯科だけではなく、身体全体にも影響を及ぼすことを考えると、一般的に言われているように、ストレスを過度に溜め過ぎないことは健康を保持することにつながるのではないかと思われます。

マイクロクラック（ひび）から虫歯、抜歯にいたる危険性

英語でひびのことを「クラック（crack）」と言い、微少なひびを「マイクロクラック（micro crack）」と呼びます。**歯のマイクロクラック**は、エナメル質に起きる微細なひび割れで、歯のエナメル質やセメント質、象牙質など様々な場所で起きると考えられています。

実はマイクロクラックは誰の歯でも観察されるもので、歯には自然修復する能力は無いため、年齢と共に増えていく傾向にあります。

マイクロクラックの幅は10μm～40μm（＊1μm＝0.001㎜）と非常に小さいので肉眼でははっきり見えませんが、手術用顕微鏡などで拡大して見ると、多くの歯に亀裂が入っている様子が見て取れます。

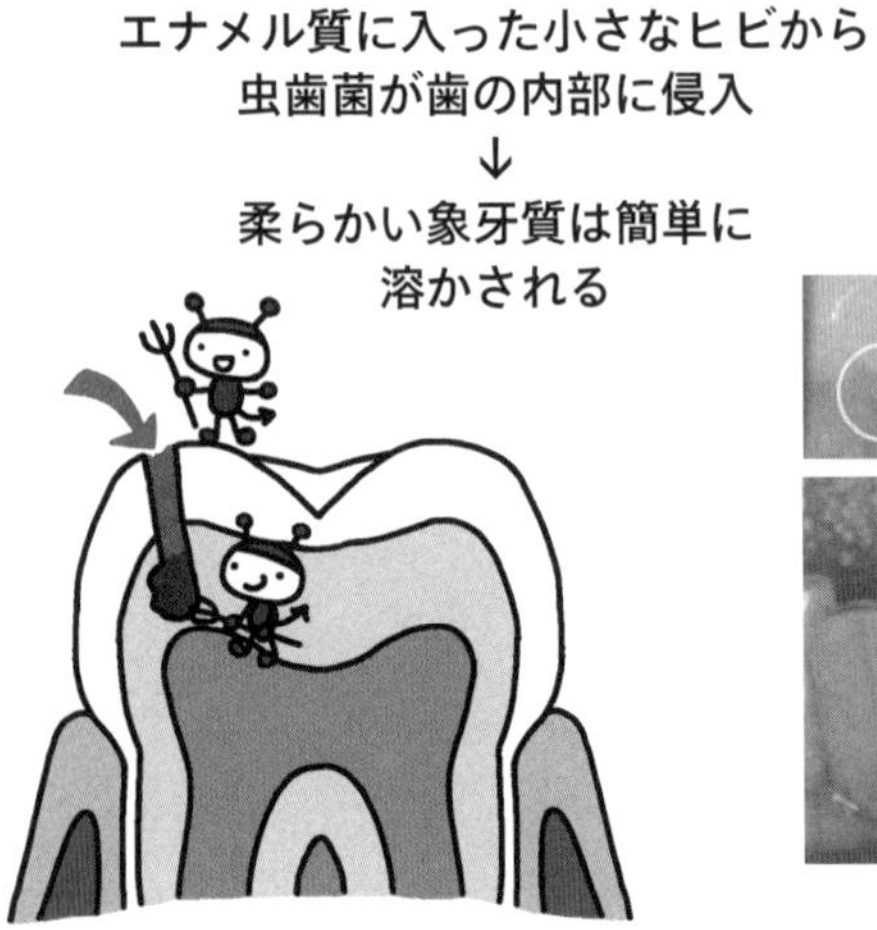
エナメル質に入った小さなヒビから
虫歯菌が歯の内部に侵入
↓
柔らかい象牙質は簡単に
溶かされる

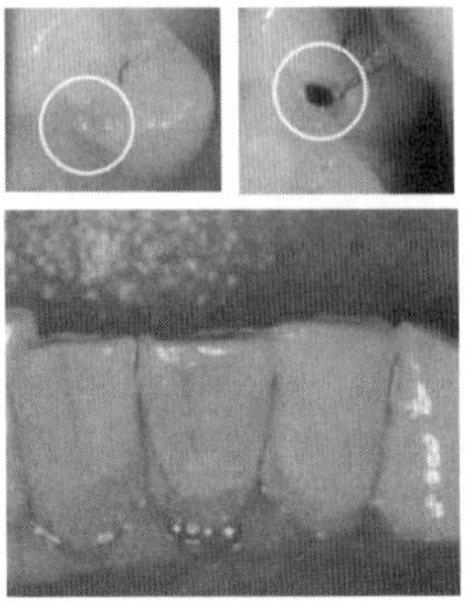

歯にひび割れや亀裂が入るのは、歯ぎしりや食いしばりといった歯にかかる「力」が主な原因です。

前歯の表面に縦線としてよく観察されるマイクロクラックは、虫歯発生に繋がることはほとんどありませんが、神経を取る治療をしてあったり、過度な負担がかかっているなど悪条件がいくつか重なっている歯にマイクロクラックが入ると、そこから歯が割れる、いわゆる歯根破折という大きなトラブルによって抜歯に至るということも珍しくありません。

実際、日本人の抜歯の原因の20％弱が「歯根破折《しこんはせつ》」が原因であると報告されています（参考文献18）。

また、マイクロクラックの幅は10μm〜40μmという狭さなのですが、虫歯菌の大きさが約1μmであることを考えると、マイクロクラックが入るとそこから虫歯菌はすんなりと歯の内面に侵入してしまうということは想像に難くありません。

マイクロクラックの入った歯が、全部虫歯になるわけではありませんが、クラックから虫歯になっているケースは日常臨床でも往々に見受けられます。一般的な虫歯というと、穴が空いたり、黒くなったりといったイメージの方も多いと思います。

このような虫歯は肉眼やレントゲンで確認できることが多いのですが、マイクロクラックから侵入した虫歯はそういった従来からの診断方法では発見が難しいケースもあり、手術用顕微鏡を用いて高倍率で歯を観察することでようやくマイクロクラックの奥に潜む虫歯を発見できた、ということも多々あります。

難しいのは、マイクロクラックを見つけても、それが虫歯になるクラックなのか、ならないクラックなのかを確実に判断できない点です。

特に、清掃がしにくい歯と歯の間にできた虫歯は穴が空くといった表面上変化が無いまま大きく進行してしまうこともあるので、定期的に手術用顕微鏡で経過観察していくことが重要になっていくのではないかと思います。

いずれにせよ、**クラックが入ることで虫歯になるリスクが増していきますので、噛み合わせのバランスや歯ぎしりや食いしばりをどのようにコントロールするかは、ケアしていく上で重要な項目の一つです。**

妊娠出産で歯が弱くなることはない

女性は出産後に骨粗しょう症になりやすい傾向があるため、そんなイメージから女性の患者さんから「やっぱり何人も子供を産むたびに栄養を吸い取られて骨も歯もボロボロになってしまったのしょうか？」と尋ねられたり、産後間もない女性から、「授乳していると子供に栄養素を取られて歯が弱くなることがありますか？」といった質問を受けることがあります。

どちらの問いに関しても、答えは「NO！」です。

これらの質問は、「骨」と「歯」が同じだと誤解されているのかもしれません。

確かに骨と歯は共に非常に硬い組織で成分も似ている組織です。

しかし両者には大きな違いがあり、骨には血管が通っていて、新陳代謝を繰り返し、新しい骨と入れ替わる点です。骨は折れてしまっても、固定しておくと元通りにくっつくのは、代謝があるからです。一方の歯は、内部の神経を除いては新陳代謝がありません。ですから、虫歯などで穴が開いてしまうと自然には治らないのです。

そのため、冒頭のような**出産前後で歯が悪くなったと思われている方の本当の原因は、栄養素的な問題ではなく、ホルモンバランスや生活リズム、食習慣の変化などの要素であることが多い**です。

例えば、妊娠中の〝つわり〟は吐き気や嘔吐を伴う〝吐きづわり〟と、常に食べていないと気持ち悪くなる〝食べづわり〟があります が、〝吐きづわり〟の嘔吐時の胃酸と〝食べづわり〟による頻回の食事は、共にお口の中を酸性にし、虫歯のリスクが高まります。

また、妊娠中は食べ物の好みも変わることがあり、酸っぱい物や甘い物ばかり好んで食べるといった食生活の乱れによる口腔内の環境悪化も起こりえます。

出産後は赤ちゃん中心の生活に変わるため、食事はすぐに食べられる炭水化物中心の食事になり、歯磨きも短時間で済ませてしまうことが考えられます。

これらのような生活習慣がお口の環境にとって好ましくないことは、以前述べた通りです。

そのような、余裕がない時期に歯に違和感があったとしても、我慢できない程の痛みが無ければ受診が後回しになり、気が付いた頃には非常に悪化していたというケースもよく見受けられます。

加えて妊娠中は女性ホルモンが多く分泌されるため、女性ホルモンを好む歯周病菌が活発化し、歯周病（妊娠性歯肉炎）のリスクが高いとされています。

歯科医院はさまざまな理由で足が遠のいてしまう場所ではありますが、これらの理由からとりわけ妊娠出産前後の期間は、特にお口の中を清潔に保つ習慣を身に付けていただければと願います。

コラム　蛇は体のほとんどが消化器官

以前、YouTubeで巨大アナコンダが牛一頭を丸呑みする映像を見ました。その衝撃の光景に周囲には人だかりができていたのですが、突如アナコンダは、せっかく飲み込んだ牛を吐き出します。専門家によると、ヘビは消化に時間がかかり、あれほど大きい動物を丸飲みしてしまったら何日も動けなくなるため、その人だかりの多さにストレス（生命の危機）を感じたのではないかと分析していました。消化中、動けずに殺されるくらいなら、身軽になり逃げた方がいいと判断したのでしょう。

ヘビは身体のほとんどが消化器官と言ってもいいくらい、消化に特化した構造をしています。ヘビに限らず、ほとんどの動物は十分な咀嚼機能を持っていません。動物園などでも寝ている動物が多いのは、消化中で動けなかったり、眠ることで消化に集中していたりといった理由があるようです。

一方、人間は進化の過程で咀嚼機能が向上し、消化器官に送る前に噛み砕き、ドロドロの状態にしてから消化器官に送ります。食べ物を口に入れた瞬間から消化がはじまっているわけですから、消化器官に与える負担も少なくて済むのです。消化にかかる時間も短いですから、その分、筋肉や脳の発達に費やすことができたため、火を熾したり、文字を発明したりといった別の部分での進化を遂げられたのでしょう。食事に関しても、熱を入れることでより美味しく、消化しやすく調理できるようになったことも、文明の発達に大きく関与しています。

それを裏付ける著書『人類は噛んで進化した』(ピーター・S・アンガー著)では、歯と顎、咀嚼に注目して人類進化を解明しようとしており、人類学の調査から歯や咀嚼機能の変化と人間の進化の関連性を紹介している、大変、興味深い本です。みなさんも、時にはそういった視点で口腔内を考えてみると面白いのではないでしょうか。

おわりに

歯科医を志すきっかけを与えてくれた恩師・吉武先生との出会い

3歳で父親を亡くした私は、母に女手一つで育ててもらいました。父の死後、母は知人と印刷業をはじめたことから、2歳上の姉と協力して家事を行うなど、留守番することも多く、決して楽な暮らしではなかったと記憶しています。それでも、「中学受験がしたい」という私の望みを叶え、母は私立の進学校に通わせてくれました。

当時の私は特にやりたいこともなく、まして代々続くような歯科医師家系でもありませんでしたから、歯科医を志すなど夢にも思っていませんでした。高校に入学すると、周りの同級生は早くも進路を定め勉強を進めていましたが、私は漠然と大学受験を考えていただけで、進路を考えあぐねていました。そんな折、親身になってくださったのが、ご縁があり診察に通っていた吉武歯科医院の院長・吉武邦彦先生でした。

吉武先生は、日本の歯周病治療の黎明期から活躍を続けられてきた方で、数少ない歯周病専門医として30年以上の経験と技術を持つ、名実共に素晴らしい先生です。ある時、進路を決めかねている私に先生から「将来の夢が見つかっていないなら、歯科医を目指してみてはどうかな？」と諭されました。そしてこんなお話をうかがいました。

――虫歯が多く歯科医院も少なかった昔は、連日行列ができるくらい歯科医院が繁盛していたこともあって「歯科医で開業すれば儲かる」なんて言われていた時代もあるけれど、今はそんな時代じゃないから、儲かる仕事ではないかもしれない。でも人にとって、お口の健康は全身の健康と豊かな人生につながるもの。それを支える歯科医はとてもやりがいのある仕事職業だと私は思っているんだ。――

そして先生は、試しにクリニックを見学してみたらどうかと提案してくださいました。思いもよらぬお話しでしたが、何も知らずに断るのも失礼だと感じた私は、数日間、見学させてほしいとお願いしました。

それまで先生とは、「医師と患者」として接していましたし、歯科医の仕事について考えてみたこともなかったため、その光景はとても興味深いものがありました。それまで歯科医師というのは、歯を削って詰めるだけの仕事だと思い込んでいましたが、抜歯、手術などの外科処置もあれば、入れ歯やインプラントの製作をするなど、決して単調な仕事ではないと感じました。また患者さんとの接し方に関しても、先生はとても丁寧に対応しており、慕われている様子がよくわかりました。それに、他の歯科医や歯科衛生士などのスタッフにも的確に指示を出し、きちんと感謝の気持ちを伝えるなど、子供ながらにも、改めて先生の偉大さを感じさせられたことを覚えています。

たった数日の見学でしたが、先生のおっしゃる通り、歯科医師はとてもやりがいのある職種だと確信した私は、「歯学部を目指そう」と決意を固めました。その後は、吉武先生のアドバイスもあり、北海道大学に進学しました。北海道に旅立つ前には、吉武先生から、「国家試験はビリでもいいからとりあえず歯科医師になって帰って来い！　そうしたらうちで歯科医師の基礎を叩き込んであげるから」と見送っていただきました。そしてその言葉の通り、7年後には本当に吉武歯科医院に就職させていただきました。

吉武先生の元で学ばせていただき一番感謝しているのは、私の練習に先生も必ず付き添ってくださったことです。診療後や休診日も毎日のように課題を与えてくださり、来る日も来る日も技術を磨く日々。よほどの用事がない限り、まず休むことはありませんでした。そうした日々が丸3年ほど続きました。今思うと、休みもなく私を育てるためにお忙しい中ご指導いただいていたのですから、感謝してもしきれません。それもこれも私をちゃんとした歯科医師に育てようとしてくださったからでしょう。その後も先生の元でたくさん学びを得た私は、約7年半、吉武歯科医院でお世話になりました。

先生の元で学んだことは、今も私の歯科医としての礎になっています。お口の中の触り方、患者さんとのコミュニケーションの取り方、いかに患者さんに安心して受診してもらうかなど、歯科医として幹の部分は今でも先生をお手本にしています。父親を早くに亡くしたこともあり、先生を師として仰ぐのと同時に、どこかお父さんのように慕わせていただき、人生の節目には必ずご挨拶に伺う存在であることは今も変わりありません。

実は現在、院長室に飾ってあるマンモスの歯の化石は、開業時に吉武先生からお送りいただいたものです。それは、吉武先生が若い頃にお世話になった臨床歯周病学会元理事長の鈴木文雄先生から開業時にいただいたとても大切なもので、私が患者として吉武医院に初めて通った時から医院の一番目立つところに飾ってあったことを覚えています。そんなお金では買えない価値のある品を、30人以上もいる先生の弟子の中でも私に贈ってくださったのですから、嬉しさ以上に身が引き締まる思いで引き継がせていただきました。

自由診療で開業すると打ち明けた時は、内心、反対されるのではないかと思い、なかなか報告できずにいました。けれど、お伝えすると先生は、「馬鹿野郎！　何でもっと早く言わないんだ!!」と言いながらも応援してくださり、細かなアドバイスをくださいました。本当に、今でも敵わない、偉大な師の下で学べたことを、何より、追いかけ続けられる背中があることを幸運に思うと共に、吉武先生にはこの場を借りて深く感謝申し上げます。

また、今の私があるのは、他にも多くの偉大な先生方のお導きがあったおかげです。紙面の関係上、全ての方をご紹介することはできませんが、今までお世話になりました全ての方に心より御礼申し上げます。

歯の治療により、日本に「幸せな健康長寿者」を増やしたい

本書を最後までお読みくださりありがとうございます。

本書では、お口の健康こそが全身の健康と豊かな人生につながるというテーマで、予防となる

日頃のケアの重要性を説いてきました。日本では、未だ「問題が起きてから歯科医院にかかる」という風潮がまだ強いのが現状です。とはいえ本書をお手にとってくださったみなさんには、歯科医院という場所が治療のためではなく、本来はお口の中のトラブルを防ぐための場所であるということを、そして歯を残すことの重要性をご理解いただけたのではないでしょうか。

本書で記したように、本来あるべき歯科医院との関わり方をみなさんにも知っていただくことで、口腔健康、ひいては健康寿命にも関与していることを、もっと広く多くの方々に早いうちから知ってもらいたいというのが私の望みです。

しかし日々の診療では「あと10年早く診せてくださっていれば……」と悔やまれる患者さんが多々いらっしゃるのが実情です。1つの例として、歯周病は自覚症状がないため、症状が出始めて末期になってから診療にいらっしゃる頃には、取り返しがつかない場合があります。けれども、歯周病に関する知識があればそこに至るまでに進行を防げたであろうことは言うまでもありません。

他の内臓疾患とは異なり、口腔内の病気はある程度の知識があれば未然に防げることが山ほどあります。歯磨きや、虫歯や歯周病、咀嚼や唾液の働きや噛み合わせなどを知り、日頃のケアに気をつけることで悪化を防ぐことができます。

何より身近で通いやすい場所にあるのが歯科医院です。一人ひとりの性格が違うように、口の中も人それぞれ……。ぜひともこれを機に、歯科医院や歯科医師とのお付き合いを考え、信頼できるクリニックを探してみてはいかがでしょうか。本書がそのきっかけになれば幸いです。

参考文献

1.(p22)：那須 郁夫 .「咀嚼能力の向上は健康余命を延伸する」. 日補綴会誌 .2012,4,380-387 https://www.jstage.jst.go.jp/article/ajps/4/4/4_4.380/_pdf/-char/en

2.(p24):武洲准「Receptor for advanced glycation end products up-regulation in cerebral endothelial cells mediates cerebrovascular-related amyloid accumulation after Porphyromonas gingivalis infection」.Journal of Neurochemistry,2020

3.(p24):厚生労働省 . スマートライフプロジェクト　https://www.maff.go.jp/j/syokuiku/kaigi/attach/pdf/h30_02-9.pdf

4.(p25):伊藤　裕:「メタボリックドミノとは―生活習慣病の新しいとらえ方」. 日本臨床　61 : 1837—1843, 2003.

5.(p27)：R G Nelson , M Shlossman, L M Budding, D J Pettitt, M F Saad, R J Genco, W C Knowler.「Periodontal disease and NIDDM in Pima Indians」Diabetes Care. 1990 Aug;13(8):836-40.

6.(p28)：厚生労働省 .「平成 28 年歯科疾患実態調査」

7.(p28)：日本歯周病学会 .「歯周病と全身の健康」.2016

8.(p36)：Bonow RO, Carabello B, de Leon AC, et al. ACC/ AHA Guidelines for the Management of Patients with Valvular Heart Disease. Executive Summary. A report of the American College of Cardiology/American Heart Association Task Force on Practice Guidelines (Committee on Management of Patients with Valvular Heart Disease). J Heart Valve Dis 1998; 7: 672-707.

9.(p36)：Roberts GJ, Gardner P, Simmons NA. Optimum sampling time for detection of dental bacteraemia in children. Int J Cardiol 1992; 35: 311-315.

10.Xiang Nie, Shiho Kitaoka, Kohei Tanaka, Eri Segi-Nishida, Yuki Imoto, Atsubumi Ogawa, Fumitake Nakano, Ayaka Tomohiro, Kazuki Nakayama, Masayuki Taniguchi, Yuko Mimori-Kiyosue, Akira Kakizuka, Shuh Narumiya, Tomoyuki Furuyashiki (2018). The Innate Immune Receptors TLR2/4 Mediate Repeated Social Defeat Stress-Induced Social Avoidance through Prefrontal Microglial Activation. Neuron, 99(3), 464-479.e7.

11.(p57)：森田 学 , 石村 均 , 石川 昭 , 小泉 和浩 , 渡邊 達夫 , 歯科修復物の使用年数に関する疫学調 査 , 口腔衛生学会雑誌 , 1995, 45 巻 , 5 号 , p. 788-793

12. 君塚隆太, 阿部修, 石原和幸, 加藤哲男, 奥田克爾 . インフルエンザウイルス感染 と細菌性プロテアーゼ . 歯科学報 2006; 106(2):75-80

13.Aida, J., Kondo, K., Hirai, H., Nakade, M., Yamamoto, T., Hanibuchi, T., Osaka, K., Sheiham, A., Tsakos, G., Watt, R.G.: Association between dental status and incident disability in an older Japanese population. JAGS, 60 : 338-343, 2012.

14. 森田 婦美子 , 山本 純子 , 高橋 弘枝 , 脳の活性化を促す口腔内刺激 , 太成学院大学紀 要 , 2012, 14 巻 , p. 149-154

15. 檜垣 宜明 , 後藤 崇晴 , 友竹 偉則 , 西中 英伸 , 今井 守夫 , 檜原 司 , 市川 哲雄 , インプラントの感覚能に関する文献的考察：天然歯との比較 , 日本口腔インプラント学会誌 , 2013, 26 巻 , 2 号 , p. 272-280

16.Nishiyama A,Kino K Sugisaki M and Tsukagosi K . A survey of influence of work environment on temporomandibular disorders-related symptoms in Japan, Head Face Med.2012;8:24.

17.Technical University of Munich (TUM). "Sugar addiction: Discovery of a brain sugar switch: Cell types like astrocytes regulate metabolic processes." ScienceDaily. ScienceDaily, 12 August 2016.

18. 公益財団法人 8020 推進財団 第 2 回 永久歯の抜歯原因調査 報告書

歯医者が通う自由診療の歯科医院「アキモトプライベート　デンタルオフィス」院長

秋本 昌弘（あきもと・まさひろ）

1978年、埼玉県春日部市出身。北海道大学卒。
高校時代に受診した歯科医の影響で
「歯は笑顔を作る」「歯は豊かな食卓を作る」素敵な仕事であると志を抱き歯科医となる。
北海道大学時代は体育会系の躰道部《たいどうぶ》主将を務め、趣味はトレーニング。
高校時代に歯科医を目指すきっかけとなった歯科医院歯科医の下で修業を積む。
独立開業前に勤めたクリニックでは、日本の上位5％になるほどの売上を記録し、
年収も2000万円を超えるほどの人気の歯科医となる。
しかし、売上重視の経営方針により、毎日40人を超えるほどの大量の患者の歯を削り、
さばき、こなしていくだけの診療に　疑問を感じ、退職する。
歯科医になると決めた時の志を思い出し、「日本一患者の気持ちに寄り添う歯科医」を目指し開業。
1日に4人だけを丁寧に診察し、「ひたすら削る治療」ではなく、
「一生再発させないために全力を尽くす治療」を行うこととし、
今もなお高校時代に夢見た「人の人生を変える歯科医」になるための挑戦を続けている。

所属学会・スタディーグループ
・アメリカ歯周病学会学会
・日本歯周病学会
・日本ティップエッジ矯正研究会
・日本臨床歯周病学会
・日本口腔インプラント学会
・特定非営利活動法人ＥＸＤ－ＪＡＰＡＮ理事

Special Thanks to:

出版プロデュース

SHIONAGI DOUJO 潮凪 洋介

編集協力

佐藤 文子

本文イラスト

しんざき ゆき

株式会社 i and d company

歯医者が通う歯科医が教える！

健康長寿《けんこうちょうじゅ》の人《ひと》が毎日《まいにち》やっている

歯《は》にいいこと

二〇二三年（令和五年）四月二十四日　初版第一刷発行

著　者　秋本 昌弘

発行者　石井 悟

発行所　株式会社自由国民社

東京都豊島区高田三―一〇―一一　〒一七一―〇〇三三

電話〇三―六二三三―〇七八一（代表）

造　本　ＪＫ

印刷所　株式会社光邦

製本所　新風製本株式会社